能量療癒

楊良玉 著

推薦序一

陸文斌老師／扶生能量療癒創辦人

我教授能量課程已逾三十年，和楊老師一起研討推展能量的課程，也將近二十個年頭了。跟楊老師結緣，是在學習催眠療癒的課程之前，之後她的丈夫李老師生病住院，便到醫院幫李老師做能量調整及催眠，在幫助李老師進行能量調整、及復原的過程當中，看到了奇蹟。我想，這也是楊老師堅持不懈的推展能量課程的原因。

如書中所述：「這宇宙中，到處都是能量，從大自然的陽光，到咖啡、書本，世間看得到或看不到的一切，都是由能量所組成。」的確，這世間上所有的物質都是由能量演變而成，也包括人在內，所以我們可以運用宇宙能量來改變、療癒身體。

另外還提到能量，是會振動、或移動的「訊息」。這部份已經由近代物理學家的探討証實：「能量，就是訊息，就是波」。

而不同的能量會有不同的震動頻率，可以用來調整，及療癒自我的身、心、靈。這些能量和訊息都充滿在我們四周，怎麼去運用及獲得這些能量，書中都有非常詳盡、和淺顯易懂的說明。

在書中，楊老師也舉了很多調整實例，從這些個案的調整過程及結果，可以看到能量對於身體的調整，確實有不可思議的效用。能量療癒及推廣是一場與時間和耐力的考驗，能夠持續二十幾年而樂此不疲，著實令人敬佩。

透過楊老師深入淺出的介紹，讓莫測高深的能量，變得簡單易學且容易被接納。

希望對能量有興趣的朋友，都能夠仔細的閱讀，一同探討這宇宙送給我們的奧妙禮物。

推薦序二

陳一德老師／亞洲催眠師協會理事長
台灣第一位美國催眠師學會NGH認可之催眠講師

很多身體的疾病，經常醫生一直無法找到根源的問題，尤其是慢性疼痛的問題，身體檢查往往結果都是一切正常。這類的身體疾病，利用能量療癒或是催眠療癒，經常會有很好的效果，而且可以根源的解決身體的症狀。因為身心靈是一體的，有些身體的疾病，是根源於心靈的問題。例如癌症的患者，有很多都有心理上的負面情緒、靈性上關係的不和諧，個案非常需要得到心靈上的幫助。但是西方醫學往往只針對身體的部分做解決，很多癌症的病患也不知道需要心靈上的療癒，改變自身的能量，才是根源的療癒。我極力的鼓勵所有癌症病患接受了身體的治療後，可以進一步尋求能量或催眠身心靈的療癒。

能量療癒這本書，作者很詳細的解釋了什麼是能量。從身心靈三方面如何影響能量做介紹，例如：脈輪、經絡、情緒、人與人的關係……。作者在書中也分享了許多能量療癒的成功個案，讓大家更清楚能量療癒的功效！

我覺得這本書好像是作者人生朝聖之旅的分享！作者自己從身體長期病痛在求助各種醫療方式均無法改善的絕境中，因緣際會接觸到能量療癒，也因為能量療癒讓自己遠離病痛回到健康。這寶貴的經驗，讓作者深深的相信能量療癒的神奇功效，進而全心投入能量療癒的學習。尤其是堅持每天的靜坐提升自己的能量，不但自己身心安頓、精氣神飽滿健康，更幫助了家人和無數有緣的個案。

身體的病痛常常讓人痛不欲生，但是疾病好像也是一個召喚，帶領作者走向自己人生的使命，而走入完全不同的領域，成為一位能量療癒師。往往在人生平凡的歲月中，常常會出現一些身心疾病或是遭遇感情、婚姻、事業等等的困境，讓我們痛苦求助。也許這些事件也都是來幫助我們走上人生該走的路，因為療癒的過程，幫助我們心靈成長。反而讓自己變得更平靜、快樂與健康。讓自己活的越來越平靜、快樂健康的過程，我覺得這就是人生的修行。

最後希望這著作能夠讓更多人了解能量療癒，走上能量療癒之路，幫助自己幫助別人。也祝福讀者能跟隨作者的腳步，走上人生最重要的修行之路，完成此生該學習的功課與完成該完成的使命！

自序

為何要寫這一本書？

從一〇二年六月，因先生驟病，被迫提前退休之後，待先生身體穩定可以自理了，這些年來，我一直在追求圓滿自己的人生與夢想。除了陪先生去學烏克麗麗、瑜伽，自己也去學書法、經絡拳、油畫、國畫。

此外，愛看書的我，一直很想寫一本書，與大家結緣，這也是我退休後的最大夢想。

只是，第一本書總是千呼萬喚地難產。

一直徘徊在：到底要出一本怎麼的書？

這樣一拖，一晃好幾年，終於在去年九月底定：就寫自己最熟悉的東西吧！於是一本有關「能量」的書的雛形大略成形。

因為我從民國八十六年就開始學習「能量」，已經有二十幾年的時間，每天都有練習靜坐。我可以把自己的經驗與心得，與所有對「能量」（氣功）有興趣的人分享。也算是盤點自己一路走來的人生，紀錄其間點點滴滴。

當然，坊間有很多有關氣功、靜坐的書。每一本書都各有其重點與專長。這一本書是我自己的切身經驗之談，純粹與有緣的朋友分享，在新冠病毒肆虐的年代，反求諸己，練功自己來，提昇自己的免疫力，或許是提供給各位朋友自然療法的一扇窗。

目次

推薦序一／陸文斌／3
推薦序二／陳一德／7
自序／11

第一章　走上能量之路

緣起／19
轉折／22
學習能量／24

第二章　能量

能量就是振動／31
大自然的能量／33
人類文明的能量／36
能量交換／38
察覺你的能量／41

第三章　人體七大能量中心（七大脈輪）各脈輪的位置的功效簡介

人體七層能量場／43
人體七大能量中心及其作用／44
脈輪的大小與運作方式／48

第四章　如何提昇能量（練功）

一、身體／63
二、心（意識）／74
三、靈（潛意識、內在小孩）／97

第五章　我的療癒之旅

腰痛、感冒／108
開刀止痛／111
落枕／112
急救／113
失眠／114
過敏（氣喘、鼻涕倒流）／115

外傷止痛／116
下半身截癱復健／117
腎結石／119
閃腰／120
尿不出來／121
肩頸痠痛／122
肝硬化／123
大腿骨折／124
休克急救／125
心臟不適／127
髖骨疼痛、失眠／128
癌症止痛、失眠／130
發燒感冒／131

頭痛／131
蜂窩性組織炎／132
僵直性脊椎炎／133
腰椎三、四、五節骨頭粉碎／135
腳踝扭傷／136
發燒／137
發燒／138
足底筋膜炎／139
聲帶長繭，開刀後無法發聲／140
能量的檀香味／141
「能量」的波長和遠紅外線波長相仿／142
後記／145

第一章　走上能量之路

緣起

為什麼會走上能量之路？緣自於現代醫學的侷限。

當時我已在大醫院針灸了整整一年，加上整脊、復健，都無法療癒我腰部的痠痛與不適。扶不起的腰就像扶不起的阿斗，於是，逼得我不得不自立自強，走上一條自我療癒之路。

一九九六年，那年我才三十四歲，正值青春年華，本該是健康活力的流金歲月。怎奈，我卻深受腰痛之苦。因為腰痛的折磨，腰常常直不起來，看起來就活像一個佝僂的老婦人。

為了治好我的腰疾，我很認真地穿梭在大醫院的中醫部針灸科，每星期三次，整整一年的時間。

主治醫師人很好，高超的技術更是無庸置疑。

他也很疑惑：「妳這麼年輕，身體又這麼柔軟（手可以彎腰碰到腳），怎麼就是好不了?!」

我也不懂。我已很認真在尋求正統的治療，怎麼這個腰痛，卻像恐怖情人一樣，一直纏著我不放?!

西醫檢查報告出來，說是我的「神經傳導」有問題。

原來是「神經病」喔！

但是，為何我年紀輕輕，身體就這樣不堪呢？反省自己的生活：現代女子在職場與家庭的夾縫中求生存，蠟燭兩頭燒，沒有辦法好好休息，就算是鐵打的身體，也有使用期限吧！

為了根治我的腰痛，除了針灸，只要有人推薦的整脊、按摩，也立馬飛奔而去。

那時，白天我在家裡帶兩個稚齡的小小孩。另外，負責打掃、買菜、煮飯等家中雜事。晚上則在學校夜間部任教。有時還會附帶娘家、婆家的事情要忙。

身為現代女子，既沒有三頭六臂，卻得一手在職場上打拼，一手又要帶小孩、煮飯、家事，樣樣不能少。一個人抵兩三個人使用，結果自然是提早損耗報銷有限的肉身。

在醫療體系中，我一直找不到可以讓我擺脫腰痛的有效方法。這難纏的腰疾，也一直咄咄逼人，一直緊咬著我不放。

一度讓我真的很疲累而心灰意冷……。心想：「好吧！死生有命！」

想著孔子最心愛的學生顏淵——「不遷怒，不貳過」，也不過活了三十二歲。還有，德行很好的冉伯牛，染上難治的惡疾，讓孔子不禁感嘆：「亡之！命矣夫！斯人也，而有斯疾也！斯人也，而有斯疾也！」

雖然，我沒有顏淵、冉伯牛那樣高超的德行，但是自認安份守己，也很努力地扮演好自己的角色。

雖然，我不知道自己到底犯了什麼錯？讓我的身體，離我愈來愈遠……，我的臉色愈來愈黑……，我的氣愈來愈短……。

雖然，疑惑老天爺為什麼要懲罰我？但是，也只能很無奈地「盡人事，聽天命」罷了！

只是，孩子都還這麼小（七歲、四歲），當媽媽的，心裡真的有很大的不捨與不放心！……。

轉折

你禱告了嗎？老天爺真的會回應你的請求。

「當上帝關了一扇門，必打開另一扇窗。」

或許老天爺聽到了我的祈禱，期許我找到一個適合我的自救養生法。

有一天，又是一個陰雨綿綿的日子。這種濕冷的天氣，我的腰疾總是準時來報到。像是回應天氣變化的氣象台。

那天早上，我還拖著病體，到朋友推薦的、很厲害的台北「整脊」處，去調整身體。

但是，晚上去上課時，我的腰仍痛得直不起來。正因為身體如此不堪，所以我只能讓自己靠坐在椅背上，氣若游絲地講著課。

那晚下課時，有一位善良的，有學過「能量」的學生許同學（旆瑜），看到我的模樣，很貼心地問我：「老師，您要不要試試看「氣功」？我幫你調整看看。」

從沒接觸過「氣功」的我，抱著姑且一試，「死馬當活馬醫」的心態接受調整。

沒想到才十幾分鐘，我的腰竟然馬上可以直了起來。

而且當天晚上上課，就像有神力護身一樣，一點也沒有腰痛及任何不舒服。

這種神效，讓我好驚訝！心想：「這世界上，怎麼會有這麼神奇的功法?!」

之後，又接受過許同學幾次的調整。每次都有很奇特的感受。

學習能量

於是，我抱著迫不及待的心情，等待任何有關「能量」課程的開課。

到了民國八十六年六月，我終於有機會參加為期兩週，總共六個晚上的初級、中級的「能量」課程。

我找到幾位同病相憐的病友、鄰居，一起去參加學習這神奇的「能量」療法。

當晚一車四人，每個人都抱著雄心壯志，滿滿的期許，希望參加這課程之後，可以「脫胎換骨」，煥然一新。大家也都發願，將來一定要學完高級的「能量」課程。

但是，上課容易，實踐才是最困難的，所謂「知易行難」也。每個學習課程的人，都知道練功的方式，就是每天都必須「靜坐」練功。

剛開始，大家確實都很認真地在靜坐練功，但是，漸漸的……，各式各樣的原因與阻礙……。總之，人生有很多藉口，讓這得來不易的因緣煙消雲散，好像從來沒有發生過似的。

幸好，我深知這因緣得來不易，是我尋尋覓覓，絕處逢生的唯一機會，好不容易才有機會接觸到的，所以，非常非常地珍惜。

記得剛開完穴道，坐在車子裡面，我就覺得有一股能量，從頭頂「百會穴」一直壓下來。開著車的我，不時抬頭看看車頂，卻看不到任何東西啊！

剛開始練習靜坐時，我的身體搖晃得很厲害。前後、左右、正轉、反轉、上下……。我有一點點小小的害怕……，以為會有什麼妖魔鬼怪……。後來，慢慢地，搖晃的弧度愈來愈小。最後，只剩下「穴道」的旋轉。

在練習的期間，我想精益求精。可惜並沒有進一步的進階「能量」課程，可以學習。

於是，我只好去農禪寺學靜坐，讓這股能量能以更正確的方式，一直持續下去。

此外，撥空參加過幾次的「禪一」、「禪五」、「禪七」等集體禪修。想藉助大家一起靜坐的巨大磁場，快速提昇自己的能量。尤其參加完「禪七」，更是覺得法喜充滿，非常愉悅，也非常感恩！

學習靜坐，原本只是單純為了修復自己「物質的肉體」。讓身體能吸收宇宙的能量，趕緊進行自我修復，不再病懨懨地、暮氣沈沈地。

但是一次又一次地練習靜坐之後，我發現除了身體的病痛減輕，身體的免疫力也大幅提昇，不再一次次地趕流行，趕上每個流行性感冒。

而且，氣通暢了，除了身體的感覺愈來愈輕盈，更重要的是帶來了心靈的愉悅與沉靜。最後，我才發現受益最大的是「心靈」。因為，平靜是寶。我不再任憑載沈載浮的情緒控制主宰著我，我比較可以察覺自己正在做什麼了！

轉眼間，二十餘年過去了，靜坐早已成為我日常生活中美好的一部分。它也一路陪伴著我過關斬將，渡過每個充實幸福的日子。

享受靜坐的美好，享受與自己獨處的寧靜，清掉所有腦袋瓜裡紛紛擾擾的雜音，享受「獨與天地精神相往來」的愉悅。我體會到莊子的自在與瀟灑。在靜坐中，就像在塵囂中按下暫停鍵，停在美好存在的時空。

靜坐，就像把能量的插頭伸向天際，宇宙成為我充電的源頭。一天不靜坐，就像手機沒充電一樣，讓我感覺不安，缺乏電力。

靜坐就像「動物冬眠」，可以有效降低「新陳代謝」（讓心跳、呼吸的速率下降），可以穩定「血壓」，緩和對「壓力」的反應。也就是提昇「副交感神經」。

靜坐可以減少氧氣的消耗量（比熟睡時降低更多、更快），提高血液中氧氣濃度，讓細胞的帶氧量比別人高，細胞肌肉也比較不易疲累。

德國基納大學醫院的研究員蓋瑟（Christian Gaser）研究顯示：冥想對保護大腦有益，放慢大腦老化的速度。長期冥想，大腦年輕七歲半。（聯合報2016/5/8）

靜坐可以使腦波同步，「長期靜坐」者的腦波會呈現高度「同步諧波」，不只α波（八到一二赫茲）同步，身體各部位的頻率也會同步合一。

靜坐雖然美好，但是有太多人無法享受它的美好。就像讀書、運動一樣。

靜坐的好處，也有很多人著書立說，不必待我贅述。

當初學習「能量」時，大家都知道要靜坐練功。但是，「知易行難」啊！知道與做到，這其間的距離，不能以道里計。只有持之以恆，才能涓滴成海啊。轉眼間二十餘年過去了，但是，有幾個人還持續在練功？除了耐心，這就是個人的選擇，對於我來說，遇見「能量」，是我這輩子最美好的際遇，也是最大的福報，除了減少到醫院報到的次數，減少吃藥的困擾，也讓我心靈有餘裕去做扮演好自己，追求自己的夢想。

第二章　能量

能量就是振動

所謂「能量」，就是中醫所說的「氣」，印度所說「普拉納」（prana）。

所謂「能量場」，所有有生命、無生命的物體，都有能量場。只是「振動頻率」的高低而已。

談到「能量」，非常抽象，就像空氣，看不到也摸不著，所以一般人很難理解，也很難相信。

但是，桌子、椅子、石頭、樹木、花、書本、小鳥……，這些眼睛可見，手可摸、鼻可聞、耳朵可以聽到的萬物，大家就眼見為憑，毫無疑問了。

其實，這些可見可聽可嗅的萬物，也都是有磁場、有能量的。

難道，石頭也有能量？是的，石頭也有磁場。

君不見，有些人喜歡把鑽石、瑪瑙、髮晶、玉石……等，穿戴在身上，甚或陪著靜坐練功。除了美觀價值，還有磁場共振的作用。

所以，這宇宙中，到處都是「能量」。從大自然的陽光，到咖啡、書本，世間看得到或看不到的一切，都是由「能量」所組成。

「能量」只是會「振動」或「移動」的訊息。

有些「能量」移動的速度緩慢，如：桌子、椅子、書本的「能量」，你看得見、摸得到，是這些低頻率「能量」物體的存在。

但有更多是人類感官所無法看得見、聽得到、觸摸得到的。

如：收音機、電話、email的傳播「能量」，能加熱食物的「微波」，……。雖然人們無感於它們的「能量」，既看不見也摸不著，但是並無礙於它們「能量」的存在。

大自然的能量

在大自然的環境裡，到處都存在著巨大的「能量」。無論是山上或是海邊，人跡罕至的森林、湖泊、海洋、高山，負離子充沛的瀑布，或是一望無際的大草原……，都是充滿「能量」的。這些「能量」也是大部分的人們所無法感知的（只有少數對氣敏感者，可以感知，所以練功者會選擇能量高的場所，利於練功，提昇能量）。尤其是被人為破壞較少的原始自然環境，所蘊藏的「能量」較高。因為這些環境處於寧靜、和平、和諧、平衡的狀態中。「能量」高，振動頻率快，振幅頻率（波長）會比較細膩密集。

是的，樹木是有「能量」的。

所謂的「森林癒」，是指一個人待在森林裡，會對人體組織造成變化。

有科學研究，如果在森林裡待上一天，血液中的「自然殺手細胞」（Natural Killer Cell），平均會增加百分之四十，且更活躍。而且可以持續七天。如果待上兩天，則效果可以持續一個月。

這就是為什麼，人們有必要每個月一次，走進大自然，和大自然交換「能量」，為自己好好充電了。

「自然殺手細胞」形成於「骨髓」中，當身體某個細胞遭病毒攻擊，它們會啟動誅殺機制。

所以，森林本身就是一帖良藥。它不但會促使產生更多且更活躍的殺手細胞，而且可以降低人們的血壓、血糖，影響神經傳導，並調節情緒，讓副交感神經活躍，讓人的心情舒暢且放鬆。

太陽光的熱能，也是萬物主要的能量來源。有太陽照射的花木，長得特別茂盛，所謂「向陽花木易為春」，這是無須再辯證的大自然常理。

醫學研究亦顯示：住在醫院病房中，睡靠近窗邊的病人，痊癒得比較快。除了可以看窗外的景致，令人心曠神怡之外，太陽光的恩典，也是幕後的助手。

有人喜歡在有陽光的日子裡，讓陽光把身體曬得暖烘烘的「暖背」（曬背後的督脈），為身體注入不可見的熱能，此乃自古以來最簡單的養生功法之一，只是「野人獻曝」，有幾個人真正在意這種不需花錢的大自然的恩典？

所以，萬物皆「能量」，只是振動的形式不同。

振動愈快，「能量」愈高。

振動愈慢，「能量」愈低。

桌子、椅子這些固態的物體，振動很慢，所以，人們根本感受不到它們的「能量」。但是它們也有屬於它們毀壞的期限。

人類文明的能量

人類創造物質世界的每一件事物，包括我們的身體、語言、意念、聲音、文字、情緒、心緒、靈魂……，都有「能量」振動頻率。

日本江本勝博士的《生命的答案水知道》用科學的方法，證明了好的或壞的意念、文字、音樂、語言，都能讓「水的結晶」產生不同的變化。好的意念、文字、音樂、語言，可以讓水的結晶變得漂亮美麗，反之，不好的意念、文字、音樂、語言，讓水的結晶不成形或醜陋。

人們的心靈，也有屬於它的頻率與能量。當我們處在美好的心情（愛、喜悅、和平）或心境，會發出快速的振動頻率（西方科學實驗叫「腦波」），讓我們的能量升高。

當我們的思想淨化，我們的情緒被療癒，所有的心靈能量導向為「愛、喜悅、和平」的狀態，我們的振動頻率，將提升為「天堂頻率」，那種快速振動頻率，為我們帶來光，我們看到地球四處遍照了「愛、喜悅、和平」的能量，因為各地光的工作者，已經點燃了內在之光。

所有一切眾生，都有一股生命力量。一個人的生命能量，除了先天的遺傳因子，還有後天的生活環境、思想、心情、食物、壓力……等影響。

雖然每個人都有能量，每天都有意識或無意識地呼吸，與宇宙暗中交換能量，但許多人一聽到「氣功」、「能量」，卻誤以為是「鬼話」或「玄學」。只因為「氣」既看不到也摸不到，無法實證，就被貼上迷信、不科學的標籤，認為是天方夜譚。

孟子說：「吾善養吾浩然之氣」。因為懂得養氣，所以孟子活到八十三歲的高壽，在戰爭頻繁的戰國時代，算是很長壽了。

此外，宋末文天祥臨終前寫的〈正氣歌〉：「天地有正氣，雜然賦流形。下則為河嶽，上則為日星。於人曰浩然……」，表達了他的視死如歸的精神。因為能量足，所以不會猥瑣怕死，衣帶中的字條，更表達了從容就義的理念：「孔曰成仁，孟云取義，惟其義盡，所以仁至。讀聖賢書，所學何事？而今而後，庶幾無愧！」

等於佈達了他的遺言，對於可以成就此身於聖賢所強調的仁義之中，他覺得很光榮，沒有遺憾，也沒有愧咎，把握做對的事，不願貪生求榮，並且能視死如歸。

古今凡有影響力者，一定是充滿領袖魅力，神清氣足的。

能量交換

所有植物、動物、人體，都散發著能量。這些能量能彼此互相交流。既能吸收能量，也散發能量。

人類的能量場可以在陌生人之間，進行能量訊息交換。這種交流，亦可與植物、動物、乃至無生命的物體（石頭、玉石、……），透過能量對話。說起來像天方夜譚，卻是真實不虛。

每個人的身體細胞和器官，都會製造自己的磁場或能量場。人體六十兆細胞，每個細胞都有一個小小的發電場，而「粒線體」就是細胞的能量工廠。人不論休息、運動、工作，都需要有能量，而百分之九十的能量，都由「粒線體」產生。如果「粒線體」所需的營養素不夠，引發「粒線體」功能不佳，會使身體的能量代謝變低。

所以，每天都要好好地飲食，補充身體所必須的能量。九種超級食物——菠菜、海藻、鮭魚、芭樂、苦茶油、綠茶、酪梨、花椰菜、杏仁，可以支援「粒線體」，擺脫功能異常，引起的發炎疼痛。

每個人都有能量，都會振動。但是有一些人振動較快一些，能量較高一點。有一些人則振動較慢一些，能量較低一點。

能量不是固定不變的，它就像天氣變化一樣，每天都在變化。只是一直被俗務追著跑的人們，往往無法靜下心來細心地察覺。人們的身體也是每天一點一滴地在變化著，但是有幾個人察覺到了？往往要等到身體工廠累到投降了，待它的運作出了大崩潰，人們才憤然地怨天尤人：「為什麼是我?!」往往已經為時已晚。

人們可以透過「共振」，把低頻能量，提昇成高頻能量。振動頻率強大者，可以帶動振動頻率較弱者，使之以同樣的速率振動，稱為「同頻共振」——使低頻變高頻，也就是療癒。

所以，有人願意花大錢買機票，千里迢迢參加某法師或牧師的佈道大會，若坐在他們的振頻之內，能量也會隨之提高。讓自己因為低頻所造成的疾病，有機會被療癒了。

察覺你的能量

先放鬆你的雙臂（搖動雙臂）。將雙手高舉到身體前方，**雙掌相對**，距離肩寬。

閉上眼睛，感受雙掌間的空間，讓雙掌向中央移動，再拉開。（看看是否感覺掌心刺刺的痲痲的……或有一股磁力從雙掌散發出來）

甚至，你可以測試，讚美你的手，再細看手的變化。往往原本比較小的手掌，在讚美之後就變大了。

其實不需要用手來傳送能量，你也可已經由**祈禱**與**意念**，以**意念**來傳送能量。

當有人生病時，我們常常會為他祈禱、致上我們的善意，藉由這方式，傳送出正向的能量給對方。

在新冠肺炎肆虐而三級警戒時期，我們靜坐共修團體，即是透過

「意念」的傳遞，來幫助需要能量的朋友遠距調整。

「愛自己」是生命中最重要的課題，也是療癒的最重要途徑。不愛自己，不照顧自己，我們的光、生命的熱情與喜悅的連結會受到抵制，能量也會變得黯淡無光。

第三章　人體七大能量中心（七大脈輪）各脈輪的位置的功效簡介

人體七層能量場

「普拉納」（prana）是一種生命能量。近似中醫所說的「氣」。印度醫學認為所有的生命體皆擁有一股生命力量。而太陽與太陽光是氣的來源，存在於空氣和大地之中，經由呼吸進入體內，再由經脈與脈輪，分配到全身所有細胞與血液，維持人體生命。

人體的「能量場（氣場）」，是一個發光體，包圍並滲透著身體，煥發著獨特的放射狀光線。

人體的「氣場層」有七層。每一個脈輪連接著一個氣場。所以，我們所認識的我，比氣場層的我小很多。

這些「氣場層」也被稱為「能量層」。最裡層、最沈重的能量場最物質化。

越外層的能量體，由越精微的物質和頻率愈高的振動所組成。「振動」就是「能量」。振動頻率愈高，能量也就愈靈性超然。振動頻率愈低，能量也就愈沈重且物質化。

人體七大能量中心及其作用

人的身體內，有七個主要的「能量中心」，也就是七大脈輪。

脈輪系統「查克拉」（chakra）是一種源自印度瑜伽哲學的觀念，梵文意指「輪子」，是身體中匯集能量之處。人體內有七個主要脈輪，類似於中醫的氣脈，關係著我們身體的能量變化與頻率。

人體七大脈輪沿著脊椎（中脈），從身體底部的「海底輪（會陰穴）」，一直到頭頂的「頭頂輪（百會穴）」。

這七個脈輪是身體和外界交換能量的「能量器官」。七個脈輪運作的方式，就像輪子一樣轉動著，好讓身體的能量，能由外界轉進來，或者由身體裡面轉出去。

七個脈輪旋轉振動的頻率不同。身體愈上面的脈輪，旋轉的速度愈快，頻率愈高。身體愈下面的脈輪，旋轉的速度愈慢，頻率愈低。

七個脈輪因為旋轉的速度頻率不同，呈現出七種顏色。就像雨後天空所出現的彩虹般——紅、橙、黃、綠、藍、靛、紫，這彩虹的七種顏色，貫串我們整個脊椎骨及頭部。

從脊椎骨由下而上，分別對應彩虹的七種色彩，所以衍生出色彩療法。意即在生活中，活用色彩能量，對身體進行自然療法，讓身體回歸平衡的健康狀態。

從身體最底部的「海底輪（會陰穴）」紅色，一路往上「尾椎輪（長強穴）」的橘色，「腰椎輪（命門穴）」的黃色，「心椎輪（至陽穴）」的綠色，「頸椎輪（大椎穴）」的藍色，「前額輪（印堂）」的靛色，「頭頂輪（百會穴）」的紫色（或白色）。

每一個脈輪，皆與一種內分泌腺體及主要神經叢相關。

「海底輪」與腎上腺相關。影響身體的脊柱、腎臟。

「尾椎輪」與性腺相關。與生殖系統有關。

「腰椎輪」與胰腺相關。關聯著胃、肝、膽。

「心椎輪」與胸腺相關。與心臟血管、循環系統相關。

「頸椎輪」與甲狀腺相關。關聯著肺臟、支氣管、發聲器官。

「前額輪」與腦下垂體相關。關聯著腦部神經系統、眼睛、耳朵、鼻子。

「頭頂輪」與松果體相關。關聯著腦部，全身神經系統、臉部器官。

每個脈輪都擁有一定數量的小漩渦。這些漩渦以高速旋轉著，每一個渦流吸收代謝一種能量振動，這些能量振動以其特定的轉動頻率，產生共鳴。

譬如「海底輪」有四個小漩渦，吸收代謝四種頻率的能量。每個脈輪以其特定的速率吸收代謝能量，這些能量的頻率，決定了我們觀察到的顏色。我們可以看到的「海底輪」是紅色，波長最長。

「頭頂輪」則擁有九百七十二個小漩渦，它的波長最短，振動頻率最快，我們觀察到的顏色是紫色（或白色）。

雖然，一般人看不到我們身體的彩虹，但是有一種攝影術，叫「克里安（Kirlian）攝影術」，是前蘇聯工程師在一九三九年無意中發現，又稱「體光攝影術」。可以攝影出人體能量場的顏色。

有些人在閉目靜坐時，也可以看到不同顏色的亮光。

我自己在靜坐時，雖然眼睛是閉著的，但也常常可以看到紫色的光或白光。

好幾次在睡前，戴著眼罩靜坐，當躺下準備睡覺時，仍感覺眼前一片強光。

好幾次，我以為是房內電燈還沒關，一直叮嚀先生趕快熄燈睡覺。

先生回答：「早就關燈了啊！」

待我眼罩掀開一看，才發現原來臥房內早已四周一片闃黑。

脈輪的大小與運作方式

七大脈輪的大小，大約有「十元硬幣」左右的大小。然而它的大小不是恒常不變的。我們可以藉由靜坐冥想練功，擴大脈輪的幅度，讓宇宙的能量更大量旋轉進入我們的身體裡面，滋養我們的肉身器官。

宇宙是我們的能源靠山，只要願意靜下心來靜坐冥想，自然就會有一條伸向宇宙能量源頭的插頭，而且源源不絕。

這些「脈輪」，不但能吸進能量進入體內，也能將身體內的能量釋放出去。

吸進來的能量，被人體新陳代謝後，分配到全身。所以，打開「脈輪」，並增加我們的能量流是一件很重要的事，愈多的能量在體內流動，人體便愈健康。

此外，我們的心態，也必需隨時保持敞開的狀態，讓大量來自宇宙能量場的能量，可以經由大大小小所有的脈輪、穴道代謝，進入身體，為我所用。

如果一個人的「脈輪」靜止不動，代表「脈輪」沒有作用。不但不能接收或吸收宇宙的能量，還向外送出能量，只出不入的結果，會導致身體的疾病。

健康的「脈輪」的形狀是「圓形」的，而且「順時鐘」方向轉動。

如果，脈輪呈「橢圓形」旋轉，表示左右身體不平衡，或附近器官有損傷、氣輪太弱，能量無法暢通地流動。

有時，脈輪會直線擺動。如果是上下搖擺，表示能量往上走。如果是地平線搖擺，表示能量停滯在此衝撞。

「脈輪」旋轉的圈子，直徑愈大，能量愈強。越不健康的脈輪，直徑就愈小。

重病者，脈輪直徑小，且「逆時鐘」旋轉。不斷從自身消散能量，卻不能從宇宙吸取能量。

每一個「脈輪」的振動，就像樂器的振動，可以和相對應的音階產生共鳴。

能量呈螺旋狀運轉。「脈輪」像個漏斗，開口向外，它能吸進能量，也能放出能量。

就像我們透過呼吸，和周圍環境交換空氣一樣。

「脈輪」則是我們的「能量器官」，和周圍環境交換能量。

聲音靠空氣傳播。能量則靠我們身體的經絡流動傳動，如果經絡不通暢，也會影響能量在我們肉體的流動順暢。

「脈輪」從哪裡吸收能量？——許多人認為從宇宙吸收能量。

人是一個小宇宙，是宇宙的一部分，我們可以藉由靜心，把頻率調整到同宇宙波長一樣的頻道，就像收音機，只要調對了頻率，就可以清晰接收到訊息一樣。靜坐或任何一種靜心（做自己最喜歡的事，做到「忘我」……）是調頻最快的方式。

人在心情寧靜喜悅，充滿正面情緒時，能量場會擴大。

人在身體不健康，情緒低落，充滿負面情緒時，能量場則會縮小。

人們的能量場，會互相影響。而且即使阻隔著遙遠的距離，有互動之人的能量場，仍然會交流，所以用意念的「遠距調整」是行得通的。

七大脈輪的位置與功效

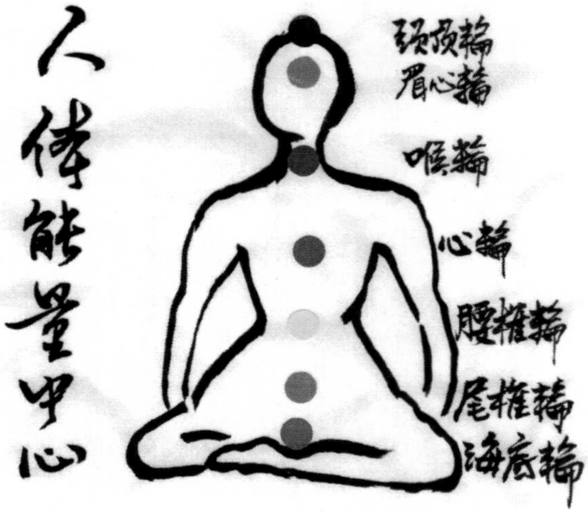
人体能量中心
頭頂輪
眉心輪
喉輪
心輪
腰椎輪
尾椎輪
海底輪

（一）海底輪

位於脊椎底部（會陰穴）。

此脈輪的能量旋轉的頻率，是所有脈輪中最低速的，只有四個小漩渦，顏色是紅色。是最靠近地球的能量中心，掌管著有關生存的脈輪，與我們生存的本能，及基本的生理需求有關。

當我們專注於「海底輪」時，就能從這個脈輪吸進大地的能量，提供我們力量與活力。

此脈輪和肉體的安全、功用及感官有密切的關係。

只要吃得健康，營養足夠，均衡運動，你的海底輪所連結的能量體，也就會強壯一些。

靜坐時，可以想像紅色的光，從「海底輪」旋轉進來，滋養我們的生理系統。

（二）尾椎輪

位於薦椎骨底部（長強穴），圍繞著骨盆。

此脈輪的能量旋轉的速度與頻率，比「海底輪」快一倍，有六個小漩渦，呈現的是橘色。與我們的生殖系統、泌尿系統有關。

如果此脈輪不通暢，容易有泌尿系統的疾病，不孕的問題。

靜坐時，可以想像橘色的光，從「尾椎輪」旋轉進來，滋養我們的生殖、泌尿系統。

如果有泌尿系統或不孕的問題，靜坐練功結束之後，可以用自己手掌的能量，加強此脈輪，給予能量。

（三）腰椎輪

位於肚臍背面的脊椎上，相當中醫的「命門穴」。

此脈輪的能量旋轉的頻率，比「尾椎輪」快一倍，有十個小漩渦，呈現的是黃色。

此脈輪與消化系統有關。腹腔內的胃、腸、肝、膽、脾、胰、腎、膀胱，都由它所統屬。

靜坐時，可以想像黃色的光，從「腰椎輪」旋轉進來，滋養我們的消化系統。

由於此脈輪關係到我們後天之本（脾、胃）與先天之本（腎），及人體最大的解毒器官（肝），所以靜坐完不妨多給予關愛，多給予能量加強。身體運作正常，才有美麗的彩色人生，去完成追求自己的夢想。

（四）心椎輪

位於胸口「膻中穴」的正背後，大約在肩胛骨下緣，脊椎上的「至陽穴」。

此脈輪的能量旋轉的頻率，比「腰椎輪」快一倍，有十二個小漩渦，呈現的是綠色。

主管心臟、胸腺、血液循環的問題。

如果「心椎輪」堵塞，心臟會有疾病，血液循環也會出問題。靜坐時，可以想像綠色的光，從「心椎輪」旋轉進來，滋養我們的血液循環系統。

此脈輪關係到我們從出生以前就從不休息的心臟，心為君主，為統管一身的總指揮，所以，常常為它加強能量是有必須的。在急救時，「頭頂輪」和「心椎輪」就是首選，先讓心臟恢復正常跳動，才有其他的可能。心臟的跳動不受控制，然而靜坐卻可以讓心跳減緩，所以靜坐實在是養生的不二首選。

（五）頸椎輪（喉輪）

位於頸椎與肩膀交會的十字路口，相當於「大椎穴」的位置。

此脈輪的能量旋轉的頻率，比「心椎輪」快一倍，有十六個小漩渦，呈現的是藍色。

此脈輪與呼吸系統有關。此脈輪不通暢，肺、鼻子、支氣管、喉嚨、皮膚也不會舒暢，聲音也出不來。有過敏體質的人，可以透過加強此脈輪，讓自己對抗外界自然環境的變化時，可以有比較強的抵抗力。

靜坐時，可以想像藍色的光，從「頸椎輪」旋轉進來，滋養我們的呼吸系統。

呼吸系統攸關我們與外界交換空氣的作用，但是台灣氣候潮濕，不利於肺、鼻，許多人都有過敏現象，所以更需要加強此脈輪的能量，讓它吸足氧氣，提供全身順暢運作。

（六）前額輪（眉心輪）

位於前額正中央，也就是「印堂」的位置。古代女子貼花黃的「第三眼」之處。

此脈輪的能量旋轉的頻率，比「頸椎輪」快一倍，有九十六個小漩渦，呈現的是靛色。

此脈輪是靈性智慧之輪。冥想時，專注於此，有助於發展靈性的覺知。

掌管腦部、腦細胞、腦波之器官。此外，有關於情緒之對治——憂鬱症、躁鬱症……等，亦可以加強此脈輪。另外，頭部的器官，如眼睛、腦下垂體，亦可通過加強此脈輪，予以加強能量，藉由加強此脈輪的脈流來療癒疾病。

靜坐時，可以想像靛色的光，從「前額輪」旋轉進來，滋養我們的腦神經系統。

現代人資訊太多，生活節奏太快，不免會有情緒上的憂鬱、躁鬱等問題，或者腦神經衰弱、精神分裂等問題。靜坐完，可以藉由自己的雙手給它加強能量，強化腦神經。

（七）頭頂輪

位於頭頂中央，相當中醫所謂「百會穴」的位置。此脈輪的能量旋轉的頻率，比「前額輪」快一倍，是七大脈輪中，旋轉速度最快的。共有九百七十二個小漩渦，呈現出紫色（或白色）。

它掌管全身的神經系統、頭部之器官（眼睛、鼻子、耳朵⋯）、脊椎。所有身體的不適疼痛、急救，都可以向此脈輪求救。我自己有好幾次對他人急救、止痛的經驗，都是向此脈輪求救。

靜坐時，可以想像紫色（或白色、金黃色）的光，從「頭頂輪」旋轉進來，滋養我們全身的神經系統。

平日練習靜坐時，可以想像很強的「光」，從「頭頂輪」進入我們的身體，一路往下到「海底輪」，這是保護我們免於受無用能量傷害的方法。

如果靜坐時，完全感覺不到脈輪的轉動與振動，也完全感覺不到光，怎麼辦？

沒關係，對「氣」敏感的人，畢竟只是很少數的人，大部分的芸芸眾生都是無感的遲鈍型的。所以，也不用灰心喪氣。

不管有感應或沒感應，「能量器官」一樣會執行它們的交換能量的工作。

只是每天你必須撥一點時間，讓你的心沉靜下來，好好與自己獨處。它們一旦有足夠的時間與空間，就會自動更新，幫助你充電。

但是，最重要的是，你要有耐心與信心。羅馬不是一天造成的，你的身體，也不可能一天就能更新，所謂「百日築基，十月懷胎，三年哺乳，九年面壁」，你必需要多一點點耐心，讓自己的身心，持續一點一滴地進展。

第四章　如何提昇能量（練功）

每個人身體狀況不同，養生之道也不盡相同，但是世界上有一些共通的道理，就像大自然的春生、夏長、秋收、冬藏一樣，是可以遵循的。

每個人先天體質不同。有些人天生腎氣足、基因好，抽煙喝酒，照樣可以活到天年。就像有一些天才，不怎麼讀書，一樣可以名列前茅；有人不怎麼保養，卻是天生麗質。令人好生羨慕！只是，大部分的人，並沒有這麼好的中樂透運氣！

假如先天條件不好，又違反自然之道，糟蹋了身體，這寶貴的無價之寶，就不免要提早報銷了。那時侯再來呼天搶地大喊：「為什麼是我！」，那就呼天不應，叫地不靈了！

有的人天生的腎氣強，就像松樹一樣，不畏寒冬，即使面對困境，身體一樣耐操耐勞。有些人天生腎氣弱，就像嬌嫩的花朵一樣，即使生長在溫室中，百般呵護，生命卻無法持久。這先天帶來的秉賦，起始點就不同。我們所能努力的，只是後天的「勤能補拙」而已。

一般正常人的身體，就像車子一樣，有保養，當然可以維持得比較好的條件，延長它的使用期限（壽命）。雖然有少數的人，沒有特別保養，卻可以輕鬆活到天年，但是，不要祈求我們是那個「中大獎」的人——有特別好的基因或馬達，還是認份地好好照顧好屬於自己的肉身，才是對自己生命最基本的責任。

一般人談到養生，多數的人只是注重「肉身」這個硬體，卻忽略了最重要的「心靈」這個軟體。其實，兩者是相輔相成、缺一不可的。身體的零件雖然重要，但是缺少心靈這一個主帥，一群沒有首腦的群眾，如何同心協力去運作身體這個龐大精密的組織？一顆不快樂的心，又如何養出一個健康愉悅而充滿正能量的人？

以下就我自己的養生心得，區分為身體、心（意識）、靈（潛意識）三個部分，略述我所體會的養生之道。

一、身體

要養好身體，其實不是一件很容易的事。除了自己下定決心好好鍛鍊之外，還有外在的環境與人生種種的歷練魔考，所謂「百憂感其心，萬事勞其形」，很多壓力與煩惱，隨時都在考驗著我們。

養生不是在年終歲末之際，許下一個願望，撕掉一張日曆，就可以心想事成了！

這是一場一輩子的長程馬拉松，必須確實養成好的習慣，才有機會養成好的身體，供應你呼風喚雨，幫助你達成夢想。

（一）吃優質的食物

一九三九年克里安照相術（Kirlian photography）已能將人體、植物的能量場攝影出來了。

人體有六十兆細胞，每個細胞都有一個小小的發電場，而「粒線體」就是細胞的能量工廠。人不論休息、運動、工作，都需要有能量。而百分之九十的能量，都由「粒線體」產生。如果「粒線體」所需要的營養素不夠，引發「粒線體」功能不佳，會使身體的能量代謝變低。

所以，每天都要善待自己，好好飲食，補充能量。有九種超級食物，可以支援「粒線體」擺脫功能異常所引起的發炎疼痛。所以，請把這些食物放入日常的菜單中，善待自己的寶貝身體——菠菜、海藻、鮭魚、芭樂、苦茶油、綠茶、酪梨、花椰菜、杏仁。

現代人有很多機會吃美食，但是也有更多機會吃下太多不該吃的添加物。所謂「病從口入」，我們無法管制自己的嘴巴，就可能吞下太多讓身體負擔太重的食物。

台灣現在美食太多，要管好自己的嘴巴，常常會很糾結掙扎。人生幾何？偶爾放縱一下自己，倒無所謂，但是如果一直處於失控當中，那麼往往就得為自己的選擇，付出無法估計的代價。

最好的食物，是原型的食物，而且是當地當季生產的，才是最富有生命力與能量的。

菜單中多蔬果、少肉食，讓身體保持弱鹼性，才不易成為癌症的候選人。

每天早餐，我都會先吃一些堅果、一顆蛋，為身體的健康墊底。再加上一些當季盛產的水果，讓這些優質的營養，來寵愛自己日夜操勞不休的身體。

有關「營養學」的主題，坊中有很多書籍可供參考，非本書主題，在此不多贅敘。

（二）運動

每個人都希望自己能夠年輕健康，最好可以返老還童。然而，回復年輕健康的靈丹妙藥，不在天涯海角，卻是存在自己的身體裡面。當初秦始皇、漢武帝大費周章，派人到處尋找「長生不老」的仙藥，然而它根本不在天涯海角的海外仙島，卻是近在眼前的自己身體裡面。

想要變得健康、年輕、快樂，全都取決於我們身上的「荷爾蒙」。

無論是你想要身體外表上光澤的皮膚，均稱的身材，健康的體態，都與「荷爾蒙」息息相關。

同時，「荷爾蒙」也掌管了你的精神：悲傷、高興、幸福、愛、厭惡、憂鬱等各種情緒。

到哪裡找體內的「荷爾蒙」？

一旦上了年紀，「生長荷爾蒙」分泌量自然減少。只能靠持續運動，使生長荷爾蒙增加。若遇到無法運動的日子，請至少走路三○分鐘。

又，很多的肌肉，才能產生「荷爾蒙」。大腿是人體最大塊的肌肉，所以，請認真鍛鍊大腿肌肉，有助於「生長荷爾蒙」的分泌。——深蹲、勾腳、踮腳、抬腳，都是很棒的訓練大腿肌肉的方法，簡單又沒有場地的限制。

想變得年輕，健康的身心，充沛的活力，就從管理自身的「荷爾蒙」的健康開始吧！

運動是很棒的紓壓方式，也是最好的保養身體方法。不但可以促進血液循環，又可以產生使人鎮痛、愉悅的「腦內嗎啡」，讓人心情愉悅，一舉數得。可惜太多人無法認識它的美好，及享受它所帶來的愉悅！

藉由跑步，日本作家村上春樹戒掉一天六十根香菸的癮頭，除了幫助自己爭取健康，又能避免造成身體的傷害，多麼讚又有效的方法啊！

人們雖然知道運動對於身體的幫助與重要，但是……，「知易行難」啊！所謂「春眠不覺曉」，「夏日炎炎正好眠」，「秋睏」又「冬眠」……，反正，就是有很多理由與藉口，讓許多人與運動無緣。

其實，養成運動的習慣，也沒有真的很難，就是“just to do it!”，「去做」就是了！剛開始要有一點強迫性，兩三個星期以後，就會慢慢養成習慣，而習慣就會成自然了！

我自己也在不知不覺中打了二十幾年的太極拳。如果一開始心裡就想：「要打拳二十年喔！……」一定會覺得心理壓力很大，心生畏懼地反應：「怎麼可能？」

正因為當時腦海裡，沒有任何預設的念頭，所以就一天接著一天，一直持續打下來，不知不覺中，竟然二十幾個年頭過去了！我自己當時也無法預測自己會打拳多久啊！只是每天早上睜開眼睛，靜坐一會兒，就下樓開始運動。放空腦袋，純粹讓身體動一動，活絡一下筋骨氣血，讓身體更加舒暢靈活而已啊！

有一陣子，因為又要教書，又要讀博士班，要學的東西很多，又為了交報告，不得不學從沒學過的電腦打字，不僅壓力大，又睡眠嚴重不足……。於是讓自己偷懶沒有運動，但是才停了一個月，發覺雖然睡飽了，但是沒有運動，整天的精神和體力差很多。於是又重振旗鼓，趕緊下樓運動。

現代人每天幾乎被3C產品綁架，有看不完的電視、電影、Line、Facebook，佔滿了所有的餘暇，根本就撥不出時間好好休息，更別說是運動了。

除非迫不得已，被癌症、中風、臥牀不能動……，等等慢性病痛糾纏，才會慢慢開始反省，珍視自己身體的重要性，或者被迫做一系列很枯燥又不得不做的「復健」運動。

準備好運動了嗎？現在就放下手機，走出大門，去欣賞戶外的藍天白雲，綠葉紅花正在向你招手呢！一點也不難啊！許自己一個小小的假期，窗外的陽光，正燦爛地向你呼喚呢！

此外，運動的時間、地點，也會悠關成效。

早上陽氣升，運動可以養陽。晚上陰氣起，適合養陰，不適合太激烈運動，應該讓心沈澱下來，做一些和緩的運動，散步、拉筋、瑜伽、太極拳足矣！

在大自然中運動，可以與大自然的能量產生共振。在室內運動，只能用空調，缺乏大自然的能量。

所以，我誠心建議有心養生的人，每天早晨，在大自然的懷抱裡，健身運動。當然，如果因為工作、讀書的關係，無法晨起運動，晚上運動，也總比完全沒有運動來得強些！加油！

這兩年「Covid-19新冠病毒」，嚴重威脅全球人民的健康。台灣去年是防疫的模範生，但是在病毒變種進化及防疫缺口的影響下，在今年（二〇二一）五月中旬進入三級警戒。

二〇二一年四月〈英國運動醫學期刊（British Journal of Sports Medicine）〉有一篇針對「不運動」和「新冠病毒」病情嚴重度的研究，研究者針對四萬八千四百四十位美國南加州的新冠病毒染病者做回溯性調查，結果發現：不運動的人，如果罹患新冠病毒，其住院機率比有固定運動習慣的人增加了二點二六倍，進入加護病房比率增加了一點七三倍，死亡比率增加了二點四九倍。

為了提昇自己的抵抗力與免疫力，請把運動列入日常生活中，必須且重要的例行習慣吧！

（三）好好睡覺

睡覺對身體修復，是一件很重要的事，但是很多人卻覺得：睡覺根本就是浪費時間、浪費生命！

於是，許多人到了深夜，還捨不得睡，尤其還有許多好玩的事在等著自己。三國時期魏文帝曹丕曾說：「古人思秉燭夜遊，良有以也」，因為人生太短，不利用夜晚的時間好好地玩，覺得對不起短暫的生命。當時還沒有電燈的發明，所以他們的秉燭夜遊，並非像我們現在的三更半夜，了不起就是太陽下山後的時間。但現代人的不睡覺，常常是拖過了凌晨，甚至整夜不睡，待清晨的陽光即將升起，才姍姍地去臥床。

也許，很多人喜歡夜晚的寧靜，用來熬夜讀書、熬夜寫作，好來成就自己有限的人生。只要是身體沒有抗議，都覺得無所謂，不認為睡眠是一件人生重要的事。

甚至，有些人誤以為：熬夜，只要延後起床時間，睡滿八個小時，就可以了。

但是，大自然有它自己的運轉機制，所謂「春生」、「夏長」、「秋收」、「冬藏」。

人體是一個小宇宙，配合著大宇宙，也有屬於它自己的運轉機制。早上養陽，夜晚養陰。春、夏陽氣足，順著節氣養陽，秋、冬陰氣長，日照短，順著節氣養陰。

早上七點胃經值班運作，九點脾經運化，將身體的養分送到各處，但是沒有原料進來，「巧婦難為無米之炊」啊！晚上十一點到凌晨三點，肝膽要負責排毒，但是人們還不平躺睡覺，血液無法歸肝，讓它們無法執行任務……。這人體工廠，怎麼運作？

晚上十點到凌晨兩點，是一天當中，「生長荷爾蒙」分泌最旺的時刻。人體百分之七十的生長荷爾蒙，都在此時分泌——知道為什麼要早睡早起了喔！不老仙丹就藏在時間裡……。

「生長荷爾蒙」，不僅孩子需要它，幫助成長發育。成年人也需要它，幫忙修復細胞，想要「慢老」，就得好好保養自己有限的身體零件，尊重它的運轉機制。

這道理就如同：等到五十歲再來用功讀書！雖說沒有什麼不可，但總不如十幾歲的孩子來得「事半功倍」。人體使用手冊，也應順著大自然的節奏，順勢養生，不要等到生病了，才來修補，亡羊補牢，雖也有成效，但是往往「事倍功半」，花費心力大而收功小啊！

二、心（意識）

現代人，資訊爆炸，養生訊息亦多如過江之鯽，很多訊息轉來轉去，但多半偏重身體的保健與營養，卻常常忽略了心靈是主導的重要性。

昔日，台灣有一位女作家曹又方，每天規律生活，早睡早起，又每天鍛鍊兩個小時瑜伽，所以當她罹癌時，她的朋友都嚇了一跳！認為如果像她這樣養生的模範生，還罹患癌症，又有誰不罹癌呢?!

後來，曹又方反省自己的人生，認為問題出在自己的「個性」，太要求「完美」所致……。當然，這也只是她自己的推測……。

一般人養生，想到的多是如何養好「肉身」？比較少考慮到「心靈（精神）」這一塊。

中醫將疾病分為外因、內因、不內外因。

外因指的是大自然的「風、寒、暑、濕、燥、熱」六邪，通過肌膚表層，或口鼻等孔竅，由外而內侵入人體，抵抗力弱的人，就容易傷風、感冒了。

內因講的是七情的「喜、怒、憂、思、悲、恐、驚」，對身體所造成的傷害。一般人養生，常常只關注到身體的調養，而忘卻情緒（心）的調養，其實「心主神明」，心才是我們生命中最重要的主帥。

中醫所謂七情傷身。恐驚傷害了腎臟。近年新冠肺炎肆虐，很多人擔心害怕，整顆心懸在疫情上，每天追著疫情的最新進度，殊不知這樣，反而傷害了自己的正氣，調低了自己的能量，提高了自己的罹病率。

此外，生氣傷害了肝臟。憂思損傷了脾胃。……悲傷則傷害了肺臟，林黛玉整天哭哭啼啼，傷春悲秋，最後咳血而死，就是最佳典型代表。

甚至，太高興了也會傷害了心臟。《儒林外史》范進中舉，不就是因為太高興而突然發瘋！……這些都可以說明一個人的心情，如何影響主宰一個人的身體。

心情主宰我們身體的晴暑，愉悅時大腦會分泌「ß內啡肽」，除了讓人心情愉悅舒暢，還可以鎮痛、抗老化、提昇免疫力。

相反地，生氣鬱悶時，大腦會分泌有毒的荷爾蒙，讓人氣滯血瘀，全身不舒服。

緊張時，有人會拉肚子。心中有事時，會導致失眠，甚至像伍子胥焦心憂慮，一夜之間就白了頭髮……，這些症狀，大部分的人都曾經經歷過，怎能輕忽呢？

現代人生活壓力大，如果不能及時紓壓，往往心情影響身體，以致於百病叢生。所以治病不能只治身體，必須找出它的源頭，尤其心情這一塊，不能置之不理，源頭清理了，才是治本的方法。

我們花了太多的時間在「懊悔過去」、「擔憂未來」，而不能好好地「活在當下」、「享受當下」。我們已經浪費了太多寶貴的光陰了，不能再虛擲生命了！

（一）清空負面思想，好好愛自己

許多人要等到要搬家了，才發現自己擁有許多早已忘記的雜物。這些再也用不到的東西，其實早就可以清空了，卻巴巴地留著蒙塵，影響有限空間的儲藏與空氣的流動。

要整理房間，一定要先把不必要的雜物清理掉，才有舒適的空間，容納新鮮的空氣與悠閒的心情。同樣的，要有一個清晰的頭腦，也一定要把不必要的記憶、情緒等負面雜質清理掉，才有空間收納好心情。

垃圾要及時傾倒，才不會造成居家環境的髒亂，這是大家都懂得的道理。但是，許多心裡的垃圾，人們卻牢牢地抓著不放，一直壓在心底……，等著陳年發臭，薰死自己！

四十年前，三十年前，二十年前，十年前，五年前……童年時……。那些老掉牙的故事與情節，放不掉的哀傷與憤怒，到底是為了折磨誰？

原諒，不是為了施惠予對方，而是為了要放過自己、愛自己……。

所以，心裡的垃圾要及時清掉，不要一輩子揹負著早已發臭的心靈垃圾，讓自己喘不過氣，扮演著悲劇的苦旦，渡過自己導演的黑白人生。

每個人都需要肯定，需要愛。但很多人卻像睡美人一樣，等待茫茫人海中，唯一靈魂之伴侶。但是，如果王子終究遲遲不出現，這一生到底等待誰來救援？

我們竟然忘記：我們自己就有解救自己、愛自己的能力。

我們必須先學會肯定自己、愛自己，才有能力去愛別人、愛眾生。愛自己並不表示縱容自己，或自私自利。而是學會欣賞自己的優點與長處，包容自己的不完美與缺點……。每個人都不是聖人，就是因為有瑕疵，所以造就各式各樣的人生與風景，所以我們必須學習……。

我們得學習無條件地愛自己，包容自己。不會因為自己的不完美，而一直挑剔自己的個性與人生。

我們要能夠愛上並不完美的自己，即使在自己搞砸事情時，也能夠原諒自己，放過自己。而且知道自己可以在失敗挫折中學習，讓自己成長。

先學會愛自己，再學習無條件地去愛眾生，就像太陽光一樣，不分貴賤，雨露均霑。

一個心中沒有愛的人，怎麼會快樂？也不會發光！所以要常常讓自己充滿愛、充滿光，成為照亮自己，也照亮周遭快樂的一盞燈。

（二）靜坐冥想，好好與自己對話

靜坐能沈澱我們腦海裡喧鬧不已的聲音，去掉無意義的雜質，把無用的渣滓清空。當我們清空自己雜亂無用的思緒，也接通了自己的身心，更接通了宇宙的訊息，來一場與宇宙的共振之旅。

要讓我們身上的脈輪更加敞開，吸收宇宙的能量。除了吃正確營養的食物，運動，及好好睡覺之外，如果每天可以撥三十分鐘靜坐，對於我們的身心皆有很大的幫助。

但是，如何靜坐練氣，如何靜心呢？

靜坐之前，先暖身，像運動一樣。

讓自己的身心處在一個最放鬆的時空與姿態。可以在家中選一個讓你最放鬆的角落，放上最讓你放鬆，你最喜愛的音樂。也可以滴幾滴你喜歡的精油氣味，幫助你放鬆。調暗燈光……。你可以在腦海裡轉換空間——想像在森林中享受芬多精、瀑布旁、大海邊享受負離子……或直接跳回讓你很開心的某一段時光……。想像陽光照在你身上熱熱的感覺……。

以上都是幫助你進入靜坐的暖身方法。

靜坐開始，首先要調整呼吸：

做三次深呼吸，最好是直接吸到腹部。

「吐故納新」。重點是「吐氣」（刺激「副交感神經」），可以把意念放在鼻尖、腹部，或身體緊繃、不舒服之處，把病氣吐出去。深深地吐完氣之後，身體自動會吸氣，想像吸進宇宙的光與愛，讓美好的療癒之光，修復我們的身體。

讓每一次的腹式深呼吸，帶自己進入更深沈的放鬆，讓自己從紛亂的動態中，進入平靜喜悅的放鬆狀態。

練心很難。

許多剛學習靜坐的人，一閉上眼睛，才發現自己根本就做不了自己的主人，那顆心像猿猴、野馬一樣，跳來跳去，跑來跑去。小小的腦袋瓜裡竟然有千軍萬馬……，「一片芳心千萬緒」啊！像發現新大陸一樣，發現小小的腦海裡，竟容納得下這麼多的念頭與劇情！

其實，並不是因為靜坐而平白製造生產出這麼多灰塵般的念頭，而是你的腦海裡，平時本來就有這麼多的念頭！

然而，平時你並未察覺它們的存在，直到沉靜下來，才發現自己竟然有這麼多念頭。就像空氣中，本來就有很多我們肉眼看不到的灰塵，但我們從未發覺。直到陽光照射之下，我們才發現並看到這許許多多的灰塵。

靜坐其實是面對自己的一個很好的方式。很多人一輩子沒有好好地與自己相處，甚至連自己到底想要什麼？也不瞭解，更惶論他人！

靜坐築基於平靜祥和的心，許多人一閉上眼睛，發現妄念紛飛，不曾覺察的念頭紛至沓來，逼得自己更加心浮氣躁，喘不過氣來……。其實，那麼多平時不曾察覺的妄念，就像小偷一樣，在暗中損耗自己的能量，自己卻從未知覺。

一旦靜坐了，察覺才會發生。就像太陽光照射在空氣中，我們才發現原來空氣中有這麼多的紛飛的灰塵。

靜坐的好處，就像拿著掃把，把心靈上的藏污納垢一一清除乾淨。至少，讓自己減少損耗的能量，讓自己進入「省電」模式，如此則多一份資源，少一份損耗，可以有多餘的能量，修復自己疲憊的身心。

所以，靜坐不但對身體有好處，對心靈的「時時勤拂拭，勿使惹塵埃」，也有莫大的好處。靜坐就像日子中的休止符，讓你可以暫時從忙亂緊湊的時空中抽出身來，放自己一個小假，也讓自己能夠認識自己的心緒，究竟如何？如果能夠給自己的日子留一點白，不再終日悽悽惶惶、匆匆忙忙，才有可能有時間去思考人生的意義，以及這一輩子想要追求的夢想，哪怕只是躺在草地上凝視天空的白雲變幻，或是待在海邊咖啡店聆聽海濤的拍打聲……。而不是人云亦云地過著別人定義的人生。

如果一輩子，都是走馬燈似地追趕著別人所謂成功的定義，追逐著別人的節奏跑，跑到人生終點站，突然發現什麼也沒有，什麼都帶不走……，彷彿這輩子白來了一趟，臨走前仍渾渾噩噩，抱怨連連，覺得自己的人生什麼都沒有！

其實，每個人都帶著上天獨一無二的寶藏來投胎，每個人都有屬於自己的專長及想要實踐的夢想，必須學習的功課，但不是每個人都有機會做自己想做的事。

靜坐，讓自己有更多機會學習與自己獨處，面對自己的內心，詢問自己的夢想，改變的不只是身體，更多的是心靈。

以下是我自己的靜坐經驗，提供給有緣人分享。

我剛開始學習靜坐時，覺得自己的思緒非常混亂，根本無法掌控。才發現自己竟做不了自己心靈的主人，所謂「長恨此身非我有」，人生除了為物質的五斗米折腰，常常身不由己，竟然連自己的心，也不聽自己的使喚。

當時，我身體的氣很弱，說話氣若游絲。無法久立久坐，到處看醫生。

為了兩個稚齡的孩子，想要陪伴他們長大成人的動機很強，所以很努力地想盡辦法，讓自己的心靜下來，以便增強功力。

如果時間允許，也很認真地參加禪修活動。舉凡禪一、禪三、禪五、禪七，都儘可能參加。想藉助共修的強大磁場，來加速提高自己的磁場與定力。

共修的好處，是可以藉助大家的磁場，來帶動自己的磁場，快速提升自己的能量。

平日，我則以默唸「佛號」，來取代雜亂無根的思緒。除了工作之外，無論走路、洗菜、煮飯作菜……都「唸唸不忘」。過了一段時間之後，方覺自己的心，慢慢沈澱下來，可以稍稍讓自己的心，安住於當下了。

如果仍無法安心靜坐，建議也可以專心練習深呼吸。手放在腹部，藉著觀注自己腹部的一起一伏，讓亂跑的思緒安定下來。

靜坐冥想，可以使心跳變慢。心事多，心跳就會快，心跳愈快，壽命愈短。沒有靜坐以前，我的心臟因為「二尖瓣脫垂」，跳得很快，幸好遇見了靜坐，讓我心跳慢慢地減緩下來。

靜坐其實不難，只要把心敞開，讓能量流進來，讓宇宙愛的能量，充滿身體而已。

靜坐對身心有很多幫助。除了可以降低血壓、幫助心血管疾病，還能讓人減輕壓力，感覺愉悅感（幸福不假外求~），這不就是人生最大的幸福了嗎？

要提昇自己的能量，就必須每天撥一點時間來照顧一下自己的寶貝身體。但是大部分的人卻以「沒時間練功」為藉口，來搪塞照顧自己身體的基本功課。

每個人一天一樣都是二十四小時，並不是有人的時間特別多。所以，沒時間只是一個藉口而已。有人說了一個笑話：「時間就像女人的乳溝，擠一下，就有了。」如果真心喜歡一件事，一定會找得到時間，就算三分鐘、五分鐘，也會有它的功效。

「不怕慢，只怕站」，一直往外追尋仙丹妙藥，一步登天的捷徑，最後只能把自己的身體交給外人，交給冰冷的醫療體系，交給有毒性的化學藥物，當實驗的白老鼠。

有些人練功求速效，但是「能量轉換」像燉湯一樣，需要慢火細燉，時間與火侯，都是重要的元素，你需要一點耐心。就像我們從幼稚園到小學、中學、高中、大學⋯。一步一腳印，人生沒有捷徑，也沒有速成。

世界上沒有像武俠小說所說的，一個高人一下子把全部功力灌注給你的大樂透！

你認真練功，原本身體因疼痛而不能睡，可能又可以睡了！但能量停留在身體的時間有限，大約六小時之後，能量又不足了，又必須再充電了！就像手機充電一樣。就像胃消化食物一樣，這一餐吃了，下一餐仍然會餓啊，還是得吃！

如果腰容易痠，通常是腎氣比較虛弱。靜坐結束，可以用自己充滿能量的雙手熱敷自己的腰部。也可以選擇「腎經」值班的下午五點到七點靜坐練功，或者敲打「腎經」經絡（大腿內側下緣）。或者練習太極拳，意沈腳底「湧泉穴」，以補充腎氣。或者睡前用溫水泡腳，泡完後用雙掌搓熱「湧泉穴」……。總之，方法非一。選擇最適合自己的方法吧！

靜坐其實一點也不神祕、迷信，更非宗教的，而是很科學的。坊間有許多有關「靜坐」的書籍，可供參考。楊定一博士的《靜坐的科學、醫學與心靈之旅》可供各位全方位參考，其中有關靜坐的姿勢、生理、心理變化，都有翔實的紀錄與科學數據。

但是，無論如何，這門功課是要「實做」的，一定要自己親身體驗看看，不妨親自去參加禪坐的課程，再多的理論，如果沒有實際的練習，也只是空談。

（三）意念影響能量，愛是最大的發光體

愛，是最大的能量。聽起來像是老生常談，卻是真的。

物理學家已經證實，世界上所有的物質皆是由旋轉的「粒子」所組成。這些粒子有不同的振動頻率。我們的身體及萬物亦是如此。科學家測量過：人在不同的精神狀態下，身體和意識的振動頻率都不同。

美國大衛・霍金斯博士（David R. Hawkins, Powervs.Force）使用精密的物理學儀器，經過近三十年長期的臨床實驗，包括各種不同的種族、文化、行業、年齡等多元性指標，累積了幾千人次和幾百萬筆資料資料，經過精密的統計分析之後，發現人類各種不同的意識層次，都有其相對應的能量振動頻率物理學指數。

人的生命體會隨著精神狀況（意識）的不同，而有能量強弱的起伏。

霍金斯繪製一個有關人類所有意識的能級水準的圖表——「人類

意識圖表」。

根據這個圖表，把人類的意識映射到1~1000的頻率標度值範圍，一共劃分為十七個能級。其表如下：

人類意識能級分布表

編號	名稱	能級
1	開悟正覺	700-1000
2	寧靜極樂	600
3	平和喜悅	540
4	仁愛崇敬	500
5	理性諒解	400
6	寬容接納	350

編號	名稱	能級
7	主動樂觀	310
8	信任淡定	250
9	勇氣肯定	200
10	驕傲刻薄	175
11	憤怒仇恨	150
12	慾望渴求	125
13	恐懼焦慮	100
14	憂傷無助	75
15	冷漠絕望	50
16	内疚報復	30
17	羞恥蔑視	20及以下

這張圖表看起來有一點像天方夜譚。但是，卻是真實不虛。不好的念頭，會降低自己的能量頻率。所以擔憂恐懼，只是徒然削減自己的能量層級而已。

一個自私自利的人，心裡懷著憤怒仇恨、冷漠絕望、驕傲刻薄，都無異是自毀長城，自動降級，減損自己的能量。

振動頻率在兩百左右，是一個人正負能量的分界點。

一個人只要具備了「勇氣肯定」的正面人生態度，他的能量振動頻率即可到達兩百，基本上算是一個健康的人。

如果能夠設身處地對待眾人萬物，常常「寬容」、「理解」、「仁愛」他人，那麼能量層級就大大提高到常人的兩倍，振動頻率在四百、五百左右。所以，那些充滿愛心，無我無私助人的神父、修女、志工們，往往都是一群忙得很健康，沒有時間生病的人。

達到五百左右的「仁愛、和藹和尊敬」能級的人，已經是鳳毛麟角，極其稀少的了。再往上的層級則是「平和安詳」、「喜悅自在」

及「寧靜極樂」的六百。最後是「正覺」或「開悟」的人，在七百到一千。

聽說，只要有德蕾莎修女出現的場合，所有在場的人們，都可以感受到「平靜祥和」的磁場，可見其能量磁場之強，可以帶動所有在座的人們。

（四）日行一善，助人最樂

童子軍有隨時隨地扶助他人，「日行一善」的諾言。這一條規範，也適合於所有的人。

當志工好處多多。表面看似服務幫助他人，實則會讓自己深深感受喜悅，看見了自己的價值，與人生的意義。輕易地提升自己的心情，等於提昇了能量（仁愛、平和、喜悅），也可以降低無謂的焦慮，是一件很值得投資的志業。

當志工時，不僅擴展了我們的人際關係，也讓我們觀察瞭解到自己看不見的幸福。無論是身體健康上，或是其他家庭、人際關係、工作上……。同時也擴大了我們的眼界，讓我們從不同的角度看世界。

很多人覺得自己能力不夠，如何助人？其實只是自己的慈悲不夠，信心不足，太過小器而已！太陽光不會區分王公貴族或乞丐流浪狗，一視同仁，生而為人，為萬物之靈，難道完全沒有能力嗎?!

幫助別人，不一定要有錢有閒。一個簡單的微笑，也可以帶給週遭愉快！一句體貼的話，也可以帶給別人溫暖。甚至，減少別人的麻煩，減少垃圾的製造，都可以幫助這個地球更加美好。

如果每天只想著自己，格局自然小。不想付出幫助別人，卻只想別人來幫助自己，如何能夠？不當別人的貴人，如何有貴人來幫你？要怎麼收穫？先那麼栽！不讀書的人，如何博學多聞？不努力的人，好運如何從天而降？

學習付出，不是為了別人，正是為了自己。提升自己的價值，提升自己的能量，提升自己的人生格局。

（五）有意識地選擇正能量

愛因斯坦曾說過$E=mc^2$（E能量=m質量×c光速的二次方）：物質就是能量。所有的固體，是由旋轉的粒子所組成。這些粒子有不同的振動頻率。

頻率會共振及改變，身體的振動頻率是可以測量出來的。

日本江本勝博士在《生命的答案，水知道》一書中，藉由實驗，讓我們看到水的結晶在各種實驗中的變化。

水只有在看到正面的圖片、正面的文字（愛、宇宙、智慧…）、美麗的圖片、美好的音樂，它的結晶才美麗無比。

而人體內佔百分之七十的水份，由此可見，這些正面的文字、圖片、音樂、對人體所造成的影響，唯有讓生活週遭充滿美好正面的文字圖片與音樂，才能提昇人們的能量。

耳朵聆聽悅耳的古典音樂時，可以提升能量，反之，聽有負面歌詞的搖滾樂，卻會降低能量。

在「芳香療法」中，使用植物的特殊香味，讓人獲得植物的能量。哪些味道讓你放鬆、快樂？哪些味道讓你覺得噁心、難過？你應該有所抉擇。

許瑞雲醫師的手機測驗，讓人們直接看到手握著手機和不握著手機，能量的差別。

舌嚐白糖，亦同樣讓人喪失力量……。

所以，為了保持高能量，我們必須有樂觀、祥和、喜悅、感恩的心情。避免憤恨、不滿、忌妒、恐懼、懷疑等負面情緒。

有意識地為自己選擇正面能量，讓身心一直沈浸在正能量中，身體就會越來越健康，想法就越樂觀積極，形成一個好的循環。

三、靈（潛意識、內在小孩）

這一小節，我們要談到「潛意識」，也就是我們的「內在小孩」。

談到「靈」，很多人就聯想到妖魔鬼怪，「子不語怪力亂神」，何以我卻要談到「靈」的問題呢？

其實，我們大部分的人只靠「意識」在思考、認識這個世界、認識自己。但是，還有很大的一塊「潛意識」，卻是完全活在人們陌生的區塊之中。

我自己也是在接觸「催眠」之後，才慢慢接觸「潛意識」這塊學校從來不教的範疇。

雖然，你不認識它，但不代表它就不存在。

所以，你認識的你，並不是真正的你。

清空負面思想，沒有我們想像中的那麼容易。因為一般人所察覺的只是「意識」，還有一大片我們所不熟悉的「潛意識」。

有人形容「意識」只是浮在冰山上的一小片看得到部分而已，而埋藏在水面底下的是一大片人們感受不到的「潛意識」。

所謂「冰山理論」，指的是人的意識組成就像一座冰山，露出水面的只是一小部分「意識」，但隱藏在水面下的絕大部分，卻對人們的習慣行為產生很大影響的「潛意識」。

奧地利的心理學家、精神分析學家弗洛伊德認為「潛意識」具有主動作用，它主動地對人的性格和行為施加壓力和影響。

我們的思想分成兩部分，一是「意識」，二為「潛意識」。換句話說，「潛意識」就是大腦中不用通過「意識」，直接影響你行為的那部分思想。

世界級的潛能大師博恩崔西說：「『潛意識』的力量，是『意識』的幾萬倍」。

「潛意識」接受了一個想法，它就開始執行。「潛意識」既執行好的想法，也執行壞的想法。你要是消極地使用這一規律，它就會給你帶來沮喪、失敗和不幸。如果你的習慣思維方式是和諧的、具有建設性的，那你就會經歷健康、成功和一切美好的事情。

「潛意識」涉及了「靈」的層次。其實所謂的「靈」，就是每個人與生俱來的「種子（業）」。

從「靈魂」層次來看，每個人的歷史，並非只意味著出生以來的歷史。每個人都揹負著從地球（宇宙）誕生以來，所有的記憶，及累積的歷史。不論你的「潛意識」（「內在小孩」）是否願意，都得被迫儲存從地球誕生以來，所有的記憶。

我們的「靈魂」（潛意識，內在小孩），是不是太沈重了！它必須被迫揹負著沈重的宇宙誕生以來所有的訊息與記憶。

所以，每一個瞬間，我們的「潛意識」都可以啟動龐大的記憶庫。「潛意識」（「內在小孩」）每秒鐘能啟動「幾百萬位元」的記憶。但是，相對於我們的「意識」，每秒鐘只能啟動「四十位元」的記憶。相差幾萬倍啊！所以，我們常常搞不清楚狀況，也不知道自己到底是如何活著的？

所以，有時侯，我們也並不瞭解，為什麼自己當不了自己的主人？控制不了自己的心思，控制不了自己的嘴巴……。總之，我們被一股自己所沒有察覺到的隱形力量（「潛意識」）所影響牽制。

那麼，我們要如何清除負面的「潛意識」呢？

我們可以借用夏威夷的古老方法——「荷歐波諾波諾（Ho’oponopono）」（改正錯誤，導致完美），幫助我們清除及釋放我們所無法察覺的「潛意識」中一些負面的記憶、負面的能量的糾結，讓它轉化為純淨之光，引導我們走向正確的人生的道路。

根據古代夏威夷人的說法，「錯誤」是由於「被過去痛苦記憶污染的思想」所引起的。

莫兒娜・納拉瑪庫・西蒙那（Morrnah Nalamaku Simeona）用祈

禱文治療成千上百的病患，文字雖簡單，威力卻強大。

合而為一的神聖創造者、父親、母親、孩子啊！……從創世之初到現在，如果我、我的家人、我的親友及我的祖先，在思想、言語、行為及行動上曾經觸犯過你、你的家人、你的親友和你的祖先，那麼我們請求你們的寬恕……讓這種清理、淨化和釋放，剪斷所有負面的記憶、阻礙、能量和振動，並把這些不需要的能量，轉化為純淨的光……這一切就完成了。

祈禱文中主要的內容是對自己的祖先或自己的錯誤祈求「寬恕」，並清理釋放所有負面的記憶與負面的能量。

伊賀列卡拉・修・藍博士（Ihaleakala Hew Len, PhD）因為女兒嚴重的異位性皮膚炎，求助西方醫學無效之下，求助於莫兒娜這夏威夷的古法，並且治療痊癒。於是對這古老的療法心存好奇。進而跟隨在莫兒娜身邊學習。

但是，受過西方科學教育的修・藍博士，一開始實在無法接受這種沒有科學數據的靈性療法。所以，經過反覆地掙扎了三次，才真正上完這種只是「不斷清理」，沒有方法的方法的療癒法。

繼而跟隨在莫兒娜身邊學習了十年的光陰，深入瞭解這種夏威夷古老傳統的方法。

莫兒娜其實已經改良了在夏威夷流傳了四百年的「荷歐波諾波諾（Ho'oponopono）」的傳統方法。

莫兒娜不透過「指導人（仲裁者）」而直接提倡「個人可以直接與神性智慧結合的方法。」她稱為「荷歐波諾波諾回歸自性法」。即是藉由清理「潛意識」中的記憶，與神性智慧結合，就像光能夠從神性智慧穿透到意識，靈感會從神性智慧降臨。

修・藍博士則是把莫兒娜的祈禱文，簡化為四句話：「對不起」，「請原諒」，「謝謝你」，「我愛你」。除了祈求寬恕，再加

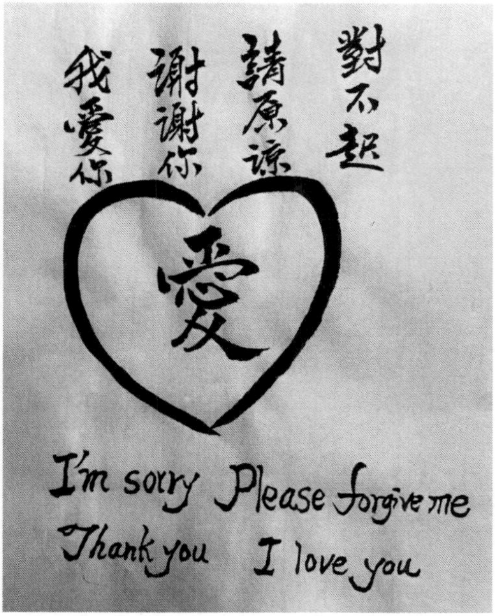
對不起
請原諒
謝謝你
我愛你
愛
I'm sorry Please forgive me
Thank you I love you

上感恩與愛。

修・藍博士曾經在夏威夷州立醫院任心理醫師，花了三年的時間，在沒有會見任何一個病患的情況下，竟然只用「對不起」，「請原諒」，「謝謝你」，「我愛你」這四句話，就把整個醫院的「重症精神病患」全都治療痊癒。完全是用自己的「意念」來療癒所有病患的「潛意識」，最重要的是，方法很有效。

在《零極限》這本書裡，介紹修・藍博士的神奇功法，談到了許多修・藍博士的療癒實例，無論是生病身體不適，或是塞車……。清除「負能量」的方法，都是一樣的，就是用修・藍博士簡化後的四句話。

總而言之，每天無論遇到什麼病症，不論發生什麼事，或什麼時候，修・藍博士都是用虔誠的心，不斷回到"Ho'oponopono"的四句話「謝謝你」、「我愛你」、「對不起」、「請原諒」，來修復一切，切斷負面能量與負面振動。因為整個宇宙是一個整體，而我們每個人是一個小宇宙，是宇宙的一個分身。我們可以藉由清除自己，來清除患者和宇宙之間的負面連結。

修・藍博士說：「所有的事情都在自己，全都是在自己內部發生的」，「請觀察你自己，不論何時都專心察看自己。」

對於人們隨時塞滿「大量記憶」，只會使我們的身體陷入動彈不得的狀態。

所以，清除我們所察覺不到的「潛意識」（內在小孩），我們所能做的就是不斷地以四句話「謝謝你」、「我愛你」、「對不起」、

「請原諒」清理，清理，清理。

此外，要每天呵護你的「內在小孩」，不要過度虐待它，把它逼到極限……。無論是工作、休息或運動，都要取得平衡，過猶不及，都不是生命之道。

第五章　我的療癒之旅

這一生能接觸學習「能量」的課程，對我的人生來說，可以說是最美好的一件事。它不但改善了我的健康，更改變了我人生的輿圖，讓我走得更遠更廣。此外，也改善了週遭家人、親友的健康。對我的人生旅途來說，意義非常重大，它不但加長了我的人生道路，也拓寬了我的人生廣度。

以下，就我記憶所及，分享我自己的「能量」學習歷程與旅程。

腰痛、感冒

我從民國八十六年開始靜坐練功，至今已經二十五年，四分之一個世紀了。

我覺得靜坐對自己的思想個性的變化，比讀書還要多。難怪，明初心學領袖陳白沙，要學生自己回家靜坐開竅。

當初因為腰痛，西醫、中醫都藥石罔效之後，才在偶然的機緣中，開始接觸「能量」這一塊來自救。沒想到，效果竟是出奇地好。

原本當時因為身體氣血兩虛，臉色黯黑，沒有元氣。每天必須全神以赴，來支撐自己危危欲墜的身體。

自從去學習能量課程之後，我就一直很認份地好好靜坐練功，為的只是不想再把時間耗在不斷找醫院、找醫師。

台灣當初有關「能量」課程的開課團體有「人電學」、「長生學」……等。都是不用學費（隨緣箱）的課程。很親民，是每個人都可以有機會學習的推廣課程。

以三天的課程為一個單元，由「初級班」、「中級班」而「高級班」。先由講師講解各個脈輪的位置及其功用，以及一些調整的實例。最後由開穴師們幫忙學員開啟脈輪，讓學員們回家之後可以自己靜坐練功。

所謂：「師父領進門，修行在個人。」

很可惜，上完「高級班」課程後，沒有再進階的持續課程可以學習。心裡有很多疑惑問題，卻無處可問。所以，只能靠自己慢慢摸索學習，自己慢慢成長。

為了更精進，我到農禪寺學習禪坐。並參加禪一、禪三、禪五、禪七等課程。

之後，又因緣際會接觸了「扶生學」、「催眠」、「園藝治療」、「經絡拳」、「瑜伽」……等，身心靈學習成長的課程。這些課程，充實了我的能量療癒的範疇，而且並行而不悖。

果真從我學習「能量」課程開始，我就停止了例行的跑醫院行程。把寶貴的時間省下來，好好靜坐練功。

雖然，我的腰疾並沒有完全斷根——在比較累或比較忙的時刻，仍會急性發作。但是比起未練功前，三天兩頭到醫院報到，我已經是很滿足、很開心了！

以前幾乎每個月都會感冒。每次流行性感冒，我全都跟上流行，沒有一次例外。但是，練功之後，免疫力變強，即使感冒，不看醫生、不吃藥，也可以在兩三天之內，恢復正常的體力。

未練功前，身體病歪歪的，連運動的元氣都沒有。練功之後，我的體力慢慢增長。於是，民國八八年底，因緣際會，我又有機會展開了學習「太極拳」的運動生涯。

所以，如果說學習「能量」，徹底改變了我的人生，誠不虛也。

甚至，到了四〇歲的不惑之年，在教書之餘，還有多餘的體力，準備博士班的入學考試，再次走入校園，成為一位「資深學生」。

這一切，我真的很感恩，全都是拜練功之賜，不但改變了我身體的健康，也改變了我的人生地圖。

自己練功，最大的好處是：像是隨身帶了一位醫師。當自己有任何不適的時侯，馬上可以幫自己調氣。就算沒有看醫生、吃藥，也一樣效果卓著。

更重要的是，很多時侯，根本找不到醫師時。譬如：在飛機上、在外地旅遊、急救時……。這時侯，「能量」真的發揮很大的用處，很能派上用場，廣結善緣。

開刀止痛

才剛學完「中級班」能量課程，重複開過兩次人體六大脈輪，根本還不知道自己到底有沒有能量？就剛好碰上了父親因為「疝氣」而住院開刀。

到了醫院，我仍不知道自己到底有沒有能力幫父親「調整」（為他調氣）？

但是看到父親即使吃了止痛藥，仍無法解除疼痛，導致整夜翻來覆去無法入睡，豆大的汗珠掛在額頭上，當女兒的我很不忍心，也不管自己到底能力夠不夠，就直接伸出雙手為父親隔空調整氣（怕手弄痛他的傷口，於是距離一〇公分左右）。

沒有想到才一〇幾分鐘，父親就因疼痛減輕而呼呼大睡了！

醒來之後爸爸直呼：「不可思議！不可思議！」

是的，我自己也覺得太不可思議了！怎麼可能這麼簡單又有效?!

落枕

姪子為了在醫院照顧爺爺，只能趴在床旁休息，整晚沒辦法平躺睡覺，以致於早上脖子「落枕」了。於是，我又舉起手來，幫他稍微調氣一下脖子。年輕人，很快就紓解疼痛了！讓我為這神奇又簡單的功法，嘆為觀止啊！

急救

有一次，爸爸腳痛難忍，等不及我幫他「能量調整」，就吵著要我陪他去看醫生，打一針比較快。

結果，醫生才剛打完針，父親馬上「休克」昏迷——眼睛上吊、口吐白沫、尿濕褲子……。

醫生嚇得趕緊打一一九，救護車很快就鳴笛來到。

我跟隨著被架上救護車的爸爸坐上了救護車，一路上我的雙手掌心一直在一隻手臂的距離之外，隔空對著爸爸調氣，為他增加能量。

結果，還沒到醫院，爸爸就清醒了，問：「我現在在哪裡？」

到了醫院之後，做了一些例行檢查，醫生覺得沒事，於是很快就放爸爸回家了。

又是一次奇蹟的見證。

失眠

媽媽對能量的敏感度非常遲鈍，完全沒感覺。甚至曾經對我說：「妳不用幫我調氣，我都沒有感覺！」

但是晚上飽受失眠之苦的媽媽，在我每次幫她調整時，都會沈沈地入睡。這也是她後來願意讓我幫她調氣的原因。

她問我：「奇怪，是安怎妳每次幫我調氣，我攏會睡去？」

最後，當我幫媽媽「能量調整」時，索興都讓她直接躺在床上，好讓她可以好好地享受香甜的睡眠，而不需要一直坐著猛點頭打嗑睡了！

過敏（氣喘、鼻涕倒流）

當時我的兩個小孩，都還在稚齡階段。一個五歲，一個七歲。兩個都是過敏兒。哥哥「氣喘」、弟弟「鼻涕倒流」，每天都要使用「鼻噴劑」、「氣喘吸入劑」伺侯。

自從我學習了能量之後，我這個當媽媽的，終於也可以為他們盡一點點心力了。

因為小孩子怕熱，能量灌注之後，身體會發熱，他們根本就不願意配合「能量調整」。所以，我只能每晚趁著他們睡著的時侯，偷偷幫他們加強能量。

也因為這樣默默地幫他們加強能量的緣故，過了一段時間之後，他們終於擺脫了鼻噴劑及氣喘吸入劑。這真是令當媽媽的最開心的一件事！

外傷止痛

有一次，大兒子和朋友躲在迷宮裡玩沖天炮。從沒玩過鞭炮的哥哥，竟然把沖天炮直接放在手掌上，結果「碰」一聲，他手掌的「虎口」炸裂了！

正站在迷宮旁，與鄰居聊天的我，看到他從迷宮衝出來，手掌都是血，簡直嚇壞了！

我一邊趕緊幫他「能量調整」，一邊趕緊叫先生幫忙開車，送哥哥到醫院掛急診。

我則雙掌一直默默地對著他的患處發功「能量調整」。到了醫院，醫師正在幫他縫合傷口，我的雙掌也遠遠地一直對著他發功。孩子「哼」一也沒有「哼」一聲，更別說哀嚎。

醫師很誇贊這麼勇敢安靜的小朋友，說：「好勇敢喔！」

直到回家之後，我早已筋疲力盡，才放下了一直發功的雙手。隔了一會兒。哥哥跑來跟我說：「媽媽，手開始痛了！」我已累得沒有力氣再幫他「能量調整」了。只好安慰他說：「幸好沒有炸到臉或眼睛，不然就慘了！」

可見「能量」是可以止痛的，而且效果非常地好。

後來回診時，兒子「虎口」完全沒有看到的疤痕的痕跡。可見能量對傷口的修復，只要及時，是可以修復得很好的。

下半身截癱復健

我的丈夫，平日有打球運動的習慣。健康檢查也全都是綠字。

但是，人有旦夕禍福，突然在一〇二年六月中旬，脖子與肩膀十字交叉處的「大椎穴」處血管瘤破裂出血，胸部以下完全不能動彈……。

雖然，當時我已經練功多時，但是一旦發生重大狀況，仍然讓我進退失據，方寸大亂。

當時感覺自己的「能量」非常低落（心情影響能量），但是仍很慶幸，因為很早就接觸並學習「能量」這一塊，所以至少仍可以應付日常體力的開銷，還撥得出一點點低落的能量，每天幫他調氣。

也很幸運有貴人幫助，「扶生學」創辦人陸文斌老師夫婦，幾次遠從淡水紅樹林來林口長庚醫院探望，幫忙能量調整。催眠老師陳一德老師，雖然只有一場師生之緣，也熱心地前來幫先生進行一場催眠療癒。

所以，這一路走來，除了感恩，還是感恩。如果當初沒有機緣接觸「能量」，我恐怕早就倒下去了！而先生也不可能復原的如此的棒！現在除了半下身神經傳導不良，重心比較不穩之外，走路、開車，一切都可以如常，真是老天爺保佑！

腎結石

用「能量」調整，血液循環會加速，所以也會讓疾病加速呈現出來。

有一次大哥說腰痛。我幫他「能量調整」之後，當晚他就掛急診。原來是「腎結石」作怪。

這讓學西醫的大哥對「能量」很感冒。

我說：「石頭並不是我放的，而是它本來就存在那裡的。我只是讓病程縮短而已！」是的，對於不瞭解「能量」的人，往往會把「能量」看成洪水猛獸。

閃腰

有一次在餅店，二哥不小心閃到腰。因為餅店正在忙，我沒有時間幫他調氣。

一直等到我回家之後，才打電話給二哥。問他：「我用電話（傳能量的人手放「說話筒」，接受能量的人把「聽筒」放在需要能量處）幫您調整，好不好？」

對一般人來說，電話是用來傳「聲音」的，怎麼可能用來傳「能量」？

二哥不太相信，有一點遲疑。

於是我說：「就實驗一下，也沒關係嘛！」

於是先跟二哥約好十五分鐘之後再通話。

調整完畢。問他：「感覺有沒有好一點？」

他說：「沒有感覺。」

於是我心裡想：「好吧！我的功力不夠。」

但掛掉電話十幾分鐘之後，二哥又打電話來，興奮地說：「腰可以彎了耶！……」真是太棒的消息了！

尿不出來

有一次，三哥因為「尿不出來」，在萬芳醫院住院。

我想幫他調氣，然而他家距離我家路途遙遠，而我又因為要工作而苦無時間。最後只能用「遠距調整」的方法。

那時，前後幫他幾次「遠距調整」。

有時侯用「電話調整」，有時用「意念調整」（腦海中想像他的長相，想像自己用雙手傳輸能量給他）。

幾次下來，三哥總結他的感覺：「用電話調整比較像是『有線傳輸』，能量比較穩定。用意念調整比較像『無線傳輸』，能量時有時無。」

是的，「意念」本身就是「能量」。所以，我們的禱告、祝福，都是有能量的。

肩頸痠痛

很多身體上的疼痛，只要不是長期的病痛，在加上「能量」之後，都可以很快解除，真可謂手到病除。

有一次，在餅店幫練習健美的姪子調氣。他原本說肩頸比較僵硬，但是我在幫他調氣的過程中，感覺他的腰部需要很多能量。問他，但是他卻回答：「沒有啊！沒有覺得腰痠。」

一直到了幾天之後，遇到我，他才跟我說：「那天之後，真的覺得腰部很痠……。」這就是「能量」神奇的地方。我的手可能都比患者本身更清楚明白，他身體哪個部位更需要「能量」。

肝硬化

婆婆的身體很虛弱。五十幾歲就全口沒有牙齒，只能裝假牙。聽說她年輕時曾經因為嚴重「黃疸」生病住院。

婆婆「肝硬化」生病末期，失眠睡不著是常態，病重時有時身體發冷打顫，有時一直拉肚子……。

「能量調整」雖然可以馬上奏效，但是她身體太虛，能量需求太大，我則一面要上班工作，一面又有兩個稚齡的小孩要照顧，一面又要分身照顧她，實在是力有未逮啊！……

雖然，幫她「調氣」時，可以讓她舒服一點，但是總覺得杯水車薪，能量還是不足啊！

雖然後來有陪婆婆去學「能量」課程，但是她自己因為身體的病痛干擾，也無法好好練功……。

「能量」不見得能起死回生，救人一命，但是至少可以讓患者在生病末期減輕疼痛，形同強力的止痛針，過比較有品質的生活，這就是它的價值所在了。

大腿骨折

公公八十歲時，在鄉下騎腳踏車，被廂型車擦撞跌倒，以致於大腿骨折。

當時他先在長庚醫院住院療養，骨科醫師為他釘鋼釘手術。之後，在我家調養了三個多月。其間，我有空就幫他調氣大腿骨折處。

病癒之後，最後回診時，骨科醫師為他照X光片，讚嘆地說：「骨頭完全沒有裂縫，太漂亮了！」

是的，「能量」就是這麼神奇，連八十歲的老翁，骨頭都可以修復得完美如初。

休克急救

有一次幫太極拳場的洪師兄急救的經驗。

那天一大早，就在做暖身時，一位年近七旬高瘦的洪師兄，突然身體重心不穩，向後傾倒，整個頭撞到地上，馬上昏倒「休克」。

當時他的太太張師姐也在現場，著急地呼天搶地。除了趕緊聯絡家人，也同時聯絡救護車。

我在現場，看到這種慌亂的情況。於是問張師姐：「要不要我幫忙調氣？」（如果對方排斥，就不要勉強。）

張師姐從來沒有接觸過「能量」。但她卻能敞開心扉說：「我完全不懂！拜託妳了！……」

因為這句話，於是我也跟著跳上了救護車到了醫院。從上救護車那一刻起，我的雙手掌心，一直在一個手臂之外的距離，幫洪師兄「能量調整」，沒有一刻停下來——除了在醫院，他短暫被推進去做檢查之外。

我儘量放空意念調整、一直調整，一直調到洪師兄醒來為止。當他睜開眼睛問：「我在哪裡？」我的雙手仍沒有放下來。仍然一直為他調氣。

一直調整到他說：「肚子開始餓了！……」我才慢慢放下了我的雙手。

從清晨六點多，一直調氣到十點多，整整四個小時，這是我學習「能量」以來，調整時間最長的一次。

但是，看到洪師兄從「休克」中醒來，又開始了正常的飲食，最後醫院甚至叫他們直接出院。心裡甚感欣慰，覺得自己已經盡力了，那種成就感真的很棒！心情也很好！

心臟不適

有一次下午，我從學校回家，很疲累，正想休息時。靜坐共修場一位洪師兄，忽然打電話給我，向我緊急求救。

他說：「楊老師，救我！」

我丈二摸不著頭腦，匆匆忙忙趕到住同社區的他家。他的家人陪伴在一旁，洪師兄指著他的心臟說：「這裡不舒服……腳也不太能走動……。」於是我靜下心來，馬上幫他「能量調整」。

調整了一會兒，我建議還是得去醫院看醫生檢查才好，怕耽擱了病情。

於是和他的家人，陪同他一起前去長庚醫院檢查。但是查到最後，也查不出來什麼原因？還說他血氧濃度太高。於是平安回家。

「能量調整」之後，好像從來沒有什麼事情發生過一樣！一切又重歸於平靜，真好！

髖骨疼痛、失眠

有一次，有一位靜坐的學員，帶她表妹來接受「能量調整」。眼前來了一位時髦年輕的高佻女子，我一無所知。只聽她叨叨絮絮地敘述著身體有多痛……。兩年前跌倒，造成「骨盆關節」裂開斷掉。……。因為當初要忙著工作，沒有辦法好好休息，所以身體一直遲遲沒有復原……。

眼看著身體就要垮了，才毅然提早退休。但是身體的病痛，並沒有放過她。

每天，幾乎全身無處不痛！打了十三針止痛針，又造成右邊頸部不適，右眼也出血了！已經連續三天痛到沒辦法睡覺……。

這是一位重症病患。

我只要雙手靠近她，就知道她真的很需要「能量」。也儘量靜下心來好好幫她調整。幸好，「能量」進入得很快（有些人雖然很需要能量，但是能量進入得很慢很小）。

後來聽她補敘，當晚回家就能睡了。雖然中間有醒來兩、三次，但是已經心滿意足了！

隔天再繼續進一步為她調整。我為她「能量調整」到了幾乎忘我的境界。那個時空中，什麼都不存在。我只剩下一個小紅點。

後來聽她說，那一晚的夜裡，竟然身體完全不痛，她以為自己在作夢，完全不敢動……。

我一方面替她高興，一方面也替自己高興，很開心自己可以「徒手助人」。

只可惜，她的身體狀況一直很多，能量又無法一直持續滿足她身體所需要的能量。

要求她自己靜坐練功，她卻是一坐就頭昏的現象……。所以，只能持續觀察，她的身體是否可以有轉圜的空間，進步的餘地。

癌症止痛、失眠

曾經幫助過幾位癌末（肝癌、肺癌、卵巢癌）病友，渡過她們人生最後的癌末痛苦期。

癌末的患者，常常會痛得無法睡覺，非得靠「嗎啡」止痛不可。但是，就算靠最強的嗎啡止痛，仍有痛得睡不著的情況，以致在輾轉反側中，最後，在快天亮時，才在疲累中，昏昏睡去……。但是，只要能加上一點點「能量」，她們往往就能在接受「能量調整」中輕易睡著了。

可見這肉眼看不見的「能量」之不可思議啊！

發燒感冒

讀博士班時，曾經幫一位發燒過敏，拖了一個月，一直未能痊癒的同學調整。

「能量調整」結束之後，她馬上就覺得人比較輕鬆一點了。待下周再見面，她很高興地告訴我：「本來吃藥，藥效都進不去。但是調整之後，藥效很快就吸收了，病也很快就好了！」

是的，感覺我比她還高興哩！能助人的感覺真好！

頭痛

有一位博士班的同學因為頭痛欲裂，找我幫他「能量調整」。但是在我幫他調整之後，他卻反而變成發燒。但是他本人覺得身體有比較輕鬆舒服一點。這也就是「能量」直接幫他過渡到下一個階段，讓他的病程走得更快一點。

其實「能量」的止痛效果，真的很好。

有些人立刻就止痛了，有些人要等一會兒，甚至幾小時後才感受得到。有一些人只是暫時頭痛，一次就解決了。有一些人是長期痼疾，會反覆發作。每個人的療癒的情況不同。

蜂窩性組織炎

有一次學期末下課，正準備回家時，一位女學生特地前來跟我道別，說：「下學期要休學。……因為騎機車，小腿被機車鋼管燙傷，一直沒好。……最後醫生說是蜂窩性組織炎，要……」總之，她要進醫院修理她的小腿。

看她說得嚴重，於是我問她：「要不要我幫妳「能量調整」看看？試看看有沒有效？」

她在沒有預期的情況下，接受我的「能量調整」。

結果，下學期開學，又在校園裡碰到她。

問她：「蜂窩性組織炎如何了？」

她回答：「上次老師幫我調整之後，就好了……」

傑克，這真是太神奇了！「能量」在無形中轉變了一位女學生的命運啊！

僵直性脊椎炎

昔日在夜間部任職時，當學校下課，等待校車、轎車、機車出校門大約需要二十分鐘的時間，於是我利用這短暫的時間，幫一位有僵直性脊椎炎的男同事「能量調整」。

他其實還很年輕，但是因為有家族遺傳，所以在二十幾歲就發病了。

他說：「每早起床，身體都很僵硬，必須慢—慢—地起床。也常常要去給人按摩，放鬆僵硬的筋骨……。」

這位同事對「能量」很敏感，他可以明顯感受到「能量」進入體內之後，哪些地方能量是「冰」的—正是他身上發炎的地方，哪些能量是「熱」的……。

真是好神奇喔！「能量」會自動會轉換溫度耶！他如果不說，我也不知道耶！因為對我來說，傳導能量都是一樣，只要靜下心來，把自己當導管，讓能量自然流動。我沒有用意念去控制能量是冰的或是熱的。一般人最常感覺的是「溫熱」的感覺。但也有少數人感覺「好冰喔！」而不敢讓我調整的。

腰椎三、四、五節骨頭粉碎

曾經幫一位太極拳師姐的女兒，調整她因為搭乘的電梯固障，而整個往下掉，造成她腰椎三、四、五節骨頭粉碎，從此再也無法站立起來。

當我一聽到這消息時，雖然不認識她，但仍很雞婆地跑去她家，幫她「能量調整」。

第一次，她半信半疑地接受我的「能量調整」。我的雙手一接觸她，就知道「能量」進得很快。雖然調整了一個小時，但她卻絲毫沒有感覺。

第二天當我前去幫她調整。一見面，她就很高興地告訴我：「昨天調整完，我的腿變輕鬆了，爬起來沒有那麼重了!……」

因為親身體驗，所以她變得很相信。每次我去幫她調整，她都很放鬆靜心地接受我的調整。

那個暑假，幫她「能量調整」了整整兩個月。

後來，她自己也去學習「能量課程」，展開了屬於她自己的能量療癒生涯。

好了嗎？已經破碎的骨頭，真的很難修護，反轉回去。

但是，「止痛」的效果，真的很好！至少讓氣血比較通暢，不會一直持續腫脹疼痛……。

人體的所有器官，都是無價之寶，毀損了，真的很難校正回去。所以，我們更要好好珍惜我們身體這個寶貝，好好地照顧愛惜它。

腳踝扭傷

有一次陪同娘家人去日本旅遊時。同行中有一位年輕的女子，走著走著突然腳踝扭傷，當場痛得不能走動。

我馬上蹲下去幫她「能量調整」，才一會兒的功夫（大約十分鐘左右吧?!），她就可以馬上繼續行走了，而且一直到行程結束，也沒有再發作過。很棒吧！真是不可思議的「能量」啊！

那次行程，後來阿姨也扭到腳踝。我也是如法炮製，幫她「能量調整」了一會兒，就解除警報了，讓她可以再行走自如了。真的很棒！比起貼膏藥或吃止痛藥都更精省快捷。

發燒

有一次在學校，上課前，遇到一位同事發燒，特地前來學校準備請假。

我問他：「要不要我用『氣功』（說『能量』大部分人都聽不懂，說『氣功』比較為人接受）幫你調整看看？」

他無可無不可地接受我的「能量調整」。結果才十幾分鐘左右，他卻說：「好多了！」也沒有去請假，就逕自去上課了。

反倒是我，來不及再「靜坐」練功一下，就直接去教室上課。結果，大量的「能量」在我身上循環太快，以致於我說話有一點上氣不接下氣，喘不過氣來，……。

發燒

記得有一次開課「能量課程」時，來了一位年輕女子。當時我並不知道她正在感冒發燒。只見她默默地坐在一旁上課，沒有多說話。上完課，指導師們幫學員們開穴，好讓他們回家可以自己練功。

結果，第二天她來上課時，連她先生也跟著來了。

她先生課後分享：「原本我是不太相信這種不太科學的東西，生病就要去看醫生啊！……結果，昨天她發燒了，竟然還跑來上課。更神奇的是，她回家時竟然退燒了。所以，我今天特地來看看，到底是怎麼一回事?!……」

很多實例，如果學員們沒有分享，我們也不知道成效如何？而我們這些學習很久的指導師與學員們，因為親身體驗，並且從中受惠良多，不需要也不必再多做解釋，都能真正心悅誠服於宇宙的不可思議的能量。

足底筋膜炎

有一次去看牙齒。助理小姐說她早上下牀時，突然腳跟痛到不能踩地……。

於是我趁著等待看診的空檔，幫她「能量調整」一下下。

我沒有預期能有多少效果？因為我知道「足底筋膜炎」很難搞，常常要花很長的時間調理。

但是驚人的效果，卻很快就出現了！

待我下次再回診看牙醫時，牙科助理小姐主動跑來跟我說：「上次妳幫我發功之後，腳跟就不痛了耶！」

可能因為搶在她剛發作，病程輕，她又年輕，所以效果特別好吧！但這真是最好的回饋與禮物啊！真的很棒，感恩宇宙的偉大能量！

聲帶長繭，開刀後無法發聲

兒子國小一年級的許老師，因為喉嚨聲帶長繭不適，選擇開刀後，聲音卻出不來。

當兒子回家跟我談到：「老師說話沒有聲音……」

我覺得茲事體大。對於一個老師來說，沒有辦法說話，就無法與學生做有效的溝通。

於是我趁著到學校當志工媽媽時，詢問許老師：「要不要試試看氣功調整？」

許老師很無奈地說：「我已經把所有的假都請光了，如果還要再請，就只能請婚假了！……」於是，我試著幫她調氣，看看是否可以幫得上忙？

第二天，兒子回家說：「許老師有聲音了！……」

耶！又是一大好消息。許老師不必為了出不來的聲音而只好提前請婚假了（雖然結婚也是好事啦）！

能量的檀香味

有人嗅覺很靈敏的，可以聞到檀香的氣味的。我自己反倒沒有聞到。

有幾次在幫同事、朋友調整時（場所在學校、也有在家裡），他（她）們有聞到了「檀香味」，問我：「怎麼會有這香味？」

說實話，我也不知道？對於嗅覺，我沒有那麼敏感。但是對於「能量」的觸覺，我是很敏感的，「能量」進入的多寡？麻、刺、癢…等感受，我的手總是非常敏感。

「能量」的波長和遠紅外線波長相仿

還有朋友對於外來的「能量」很敏感。當我幫他調整完。他會覺得這「能量」很像「遠紅外線」。

是的，人的外氣發送和「遠紅外線」的波長是一樣的。

但是，不管被調整者敏不敏感，這都不重要，只要相信，「能量」一樣有效。

我在幫人調整時，常常很有感覺。「能量」進入的多寡？「脈輪」的大小？手部的刺麻感……。但是，大部分的人對於能量是完全沒有任何感覺的。

其實，有感覺、沒有感覺，都不會影響能量的進入。重要的是，能不能以開放的心，去接受宇宙豐沛的能量。

不相信能量，效果就會低很多。因為心理影響生理，心理既存排斥，就無法好好地與「宇宙能量」共振。

「能量」是一種共振，你相信什麼，就和什麼共振。

不相信魔法的人，就不會有魔法。「能量」基本上也是，不相信，它的作用也會降低。

只有一樣效果很小，或者根本沒有效果，就是對方完全不相信。就像當你討厭一種食物，就算勉強吃下去，也不太會吸收一樣。

雖然，幫別人「能量調整」，會花很多時間與體力，一個動作維持太久，也會造成腰痠背痛，有時也會造成自己身體的不適，但是，生命就是一種學習，從中學習的，比自己能付出的還要多很多。

療癒別人就是療癒自己。療癒是一種生命陪伴生命。每個人孤伶伶地活著，能夠在別人需要時，陪他一段，是很有意義的生命質量。

後記

做「能量」這一塊。常常覺得很寂寞。因為太多人不懂。總把這看不見、摸不著的東西，當成怪力亂神。

甚至把我們付出的時間、精神與體力當成垃圾。只因他們「沒有感覺」，就否定了我們的付出，真得令人覺得很感傷。

其實，我們在付出時間體力幫人調整時，都是秉持著愛心與耐心，也沒有求回報之意。但是對於有些救不回來的病人，在聽到有人指責批評：「也不去看醫生，在那邊調調調，有什麼效！……」（其實他們有去看醫生，是因為沒有獲得預期成果，才轉而請求我們幫忙調整的），這種否定的答案，仍然令人難過感傷……。雖然有的人有口無心，只知其一，不知其二，但是這種語言的箭，仍讓人感覺很不舒服。

雖然每個人都該為自己的身體負責？而不是每次等到身體快垮了，才來請別人幫忙調整。每個人其實都嗷嗷待哺（現代人生活節奏快、壓力大），想等待別人幫自己練功，愈多的能量進入自己的身體愈好。但是，指導師沒有比較厲害，也不是天生就可以伸手幫助人，只是把心靜下來，讓能量藉由我們的雙手，進入患者的身體，改善減輕他們的病痛與折磨。但有些人總是讓指導師有永遠做不完的功課。每次來都很需要能量……。

曾經問閃腰前來接受調整的學員：「在家有沒有靜坐？」

他答：「沒有。」又問：「為什麼要靜坐？」

有點令我傻眼的問題。

我答：「讓宇宙的能量能夠進入身體。」

但這答案顯然雞同鴨講。多少人可以瞭解體會啊？

先生提醒：「要回答：會變得更漂亮，更健康！」

是的，講人話！

見人說人話。見鬼說鬼話。迎合人們的心理，說他們喜歡聽的話。

需要健康的，就說：「會變得更健康。」是的，身心安頓之後，的確是！

需要減肥的，就說：「會變得更苗條。」能量通暢，代謝正常，當然身體不會堆積垃圾。

心煩意亂的，就說：「心會變得更平靜。」養生不養心，就是白搭。心才是老大，才是主宰。

有一次，幫陳學員加強穴道。

他說：「現在都能感受到能量進來身體…」

這些日子，我也可以感覺他的脈輪直徑有加大。

我回答：「那很棒啊！不像有些人完全感受不到。還覺得我們在裝神弄鬼的假裝……」

他說：「沒辦法。無緣囉！有人連『唸佛』都沒有辦法。」是的，他是不是因為唸佛，改變了磁場？

是的，佛渡有緣人。無緣的人，就算是在身邊，也無法渡化。

隔天，陳學員又傳line跟我說：「昨晚加強穴道。回家後，頭就不痛了。謝謝！」

很簡單明瞭的感恩。也很直接地表達了對我的肯定。是的，這樣，讚美的禮物就收到了。我也很感謝他讓我有機會付出。也很感恩宇宙讓我有機會做這樣的能量傳導的工作呢！

陳雖話很少，但是總能很簡短地表達他的謝意。之前眼睛出血，經過四、五天沒有改善。一直到前來調整那晚，回家眼睛就停止惡化了。隔天馬上傳訊告訴我。這樣的回饋很直接，也很鼓勵我，讓我覺得很開心，有一直幫人「調整下去」的勇氣與信心。謝謝！感恩！我應該謝謝那些一直出現在我眼前的人，因為他們的出現，讓我一直成長，一直進步。

二〇二一年七月十七日

國家圖書館出版品預行編目

能量療癒 / 楊良玉著. -- 新北市 : 楊良玉,
2021.09
面； 公分
ISBN 978-957-43-9267-4(平裝)

1.自然療法 2.能量 3.健康法

418.99 110014613

能量療癒

作　　者／楊良玉
出　　版／楊良玉
製作銷售／秀威資訊科技股份有限公司
114 台北市內湖區瑞光路76巷69號2樓
電話：+886-2-2796-3638
傳真：+886-2-2796-1377
網路訂購／秀威書店：https://store.showwe.tw
博客來網路書店：https://www.books.com.tw
三民網路書店：https://www.m.sanmin.com.tw
讀冊生活：https://www.taaze.tw

出版日期／2021年9月
定　　價／250元